FRITZ PÜSCHEL · DIE KALKULATION

FRITZ PÜSCHEL

DIE KALKULATION

THEORIE UND PRAXIS
FÜR DEN ORTHOPÄDIE-HANDWERKER

TECHNISCHER VERLAG HERBERT CRAM
BERLIN 1958

Printed in Germany

Satz: Walter de Gruyter & Co., Berlin W 35

Druck: Thormann & Goetsch, Berlin-Neukölln

Vorwort

Neben den beruflichen Handfertigkeiten und einem guten Wissen und Können auf dem Gebiete der Technik ist es in der gegenwärtigen Zeit für den Handwerker mehr als bisher nötig, sich mit den Fragen der Betriebswirtschaft zu beschäftigen. Der Fortschritt der Technik und viele neue Erkenntnisse in der Wissenschaft haben im freien Wettbewerb auf allen Gebieten der Wirtschaft zu erheblich gesteigerten Ansprüchen der Abnehmer gegenüber dem Erzeuger geführt. Auch der Handwerker kann dieser Entwicklung nur dann wirksam begegnen, wenn er die Leistungsfähigkeit seines Betriebes sachlich und betriebswirtschaftlich den gegebenen Verhältnissen rechtzeitig und erfolgreich anpaßt. Dazu gehört in erster Linie, daß die Umwertung der Sachleistung in Geldeswert genauestens und richtig vorgenommen und die Wirtschaftlichkeit des Betriebes gesichert wird.

In meiner mehr als 35jährigen Tätigkeit im Orthopädiemechaniker- und Bandagisten-Handwerk habe ich oft erkennen müssen, daß hinsichtlich der Kalkulation manche Wissenslücke vorhanden ist, die zu schließen meine Absicht ist. Ich habe mich nun bemüht, den Fragenkomplex der Kalkulation in Theorie und Praxis in einfacher und knapper Sprache zu behandeln, damit dem Leser die Möglichkeit gegeben ist, sich einen verständlichen und umfassenden Überblick zu verschaffen.

Berlin, im Mai 1958

Fritz F. Püschel

Zum Geleit

„Wer schreibt, der bleibt" sagt ein altes Sprichwort.

Damit ist zunächst die sorgfältige Aufzeichnung aller Geschäftsvorgänge als erstes Gebot gemeint.

Um jedoch aus diesen Aufzeichnungen die richtigen Schlußfolgerungen für die Wirtschaftlichkeit des Betriebes, besonders aber für die Ermittlungen der Kosten und der Preise ziehen zu können, bedarf es einer gründlichen Kenntnis der betriebswirtschaftlichen Probleme.

Das Buch „Kalkulation in Theorie und Praxis" von Fritz Püschel vermittelt diese Kenntnisse in anschaulicher und verständlicher Weise.

Wenn auch im Orthopädie-Mechaniker und Bandagisten-Handwerk die Preise für die Leistungen listenmäßig als Durchschnittspreise festliegen, so sollte doch jeder Meister durch eigene Berechnungen prüfen, ob er mit seinem Betrieb richtig liegt.

So möge das Buch von Fritz Püschel dazu beitragen, bei unseren Handwerksmeistern den Sinn für betriebswirtschaftliche Erkenntnisse zu wecken und zu vertiefen.

In diesem Sinne wünsche ich dem Werk die Verbreitung, die es verdient.

Essen, den 1. September 1958

Leonhard Roeser
Bundesinnungsmeister
des
Orthopädie-, Chirurgiemechaniker- und
Bandagisten-Handwerks

Inhaltsverzeichnis

I. Einführung

Wilhelm Busch sagte:
„Am meisten ist der Mensch empört,
fühlt er sich pekuinär gestört!“

Wer wirtschaften will, muß rechnen und wer rechnen will, muß kalkulieren! Dieser Grundsatz gilt für jedes wirtschaftliche Unternehmen, ganz gleich, ob es der Industrie, dem Handel oder dem Handwerk angehört!

Wir haben zwei lange und schwere Kriege hinter uns, die neben zwei Währungsreformen und sonstigen Wirtschaftsfehlern viel Zerfall und Zerstörung mit sich brachten. Beide Male standen wir danach inmitten einer wirtschaftspolitischen Neuordnung, die sich nicht von heute auf morgen vollzog.

Das Handwerk hat diese Neuordnung nicht in dem Maße miterlebt, wie es bei der Industrie und im Handel der Fall war; es brauchte viel längere Zeit, um den innegehabten Platz innerhalb der Wirtschaft wiederzugewinnen. Einzelne Handwerkszweige, insbesondere das Orthopädiemechaniker- und Bandagisten-Handwerk erlebten gerade in der Zeit nach diesen beiden Kriegen eine Inanspruchnahme, daß nur wenig Zeit vorhanden war, sich mit wirtschaftspolitischen Problemen zu beschäftigen. Im Dienste der Kriegsversehrten und gerade während der Zeit der Erstversorgung der Kriegsbeschädigten mit orthopädischen Hilfsmitteln hatte es eine Fülle von Aufträgen auszuführen, wodurch alle Kräfte für die betriebliche Fertigung eingesetzt wurden. Erst nachdem sich die Verhältnisse auf seinem Absatzgebiete — nämlich der orthopädischen Versorgung — festigten, konnte daran gedacht werden, die wirtschaftlichen Interessen dieses Handwerkszweiges auf die Realitäten der Gegenwart auszurichten.

Als Realitäten der Gegenwart sind zu nennen:

1. Ständig sich steigernde Ansprüche an die Leistung der Betriebe durch den wissenschaftlich-technischen Fortschritt auf dem Gebiete der Orthopädie- und Bandagentechnik,
2. Umsatzmöglichkeiten auf einem begrenzten Absatzgebiet,
3. Eindringen und Einflußnahme fachfremder Kräfte auf das Arbeitsgebiet des erwähnten Handwerks,
4. Wirtschaftlichkeit der Fertigungswerkstätten,
5. Preisgestaltung für die handwerkliche Leistung.

Wenn man noch berücksichtigt, daß dieses Handwerk keinerlei staatlichen Schutz und Sicherung seiner Existenz genießt — wie er einigen freien Berufen des

Gesundheitsdienstes u. a. zuteil wird — dann wird man erkennen müssen, daß jeder selbständige Handwerksmeister und auch jeder Angehörige des Orthopädiemechaniker- und Bandagisten-Handwerks darauf bedacht sein muß, sich mit diesen fünf Punkten ernsthaft zu beschäftigen. Ich habe gerade diesen Handwerkszweig herausgestellt, weil er in der Ausübung seiner beruflichen Arbeit und mit der Leistung für den kranken und versehrten Menschen eine besonders wichtige und verantwortungsvolle Aufgabe zu erfüllen hat und dabei mit Komponenten zu rechnen hat, wie man sie auf dem Gebiete der Heilkunde antrifft. Gewiß werden in anderen Handwerkszweigen ähnliche Realitäten vorhanden sein und auch der freie Wettbewerb wird dazu beitragen, daß der Handwerker ein besonderes Augenmerk auf die betriebswirtschaftlichen Fragen des Betriebes richten muß.

Jeder Handwerksmeister und jeder Angehörige des Handwerks muß sich darüber klar sein, daß angesichts der aufgezeichneten Realitäten ein kaufmännisches Wirtschaften und Kalkulieren in der gegenwärtigen Zeit die Grundvoraussetzung ist, ohne die auch ein gutgeleiteter Betrieb auf die Dauer nicht existieren kann. Rechnen und Kalkulieren sind zwar begrifflich ein und dasselbe; Kalkulieren aber im Sinne der betriebswirtschaftlichen Planung bedeutet fachpsychologisches Denken und ist sozusagen die Strategie des Rechnens. Wer sich mit diesen Dingen schon einmal beschäftigt hat, weiß, daß das betriebliche Rechnen seine eigene Problematik hat! Ich habe schon öfters in den handwerklichen Fachzeitungen darauf hingewiesen, daß es nicht allein damit getan ist, die handwerklich-technischen Fertigkeiten und Kenntnisse für die betriebliche Leistung einzusetzen! Qualitätsarbeit wird heutzutage vom Abnehmer und vom Verbraucher als eine Selbstverständlichkeit im Handwerk, in der Industrie und im Handel angesehen und damit auch von uns selbst als Leistung vorausgesetzt. Der selbständige Handwerksmeister muß deshalb vor allen Dingen auch kalkulieren können und somit in der Lage sein, seine Arbeitsleistung in Geldeswert umzurechnen. Man sage mir nicht, daß dies jeder Handwerker von sich aus tut und daß er es auch vermöge seiner beruflichen Ausbildung auch kann. Wenn es so wäre, hätten wir keine unwirtschaftlichen Handwerksbetriebe und vielleicht auch keine Notstände in den verschiedenen Handwerkszweigen! Man brauchte dann auch keine Vorträge über Betriebswirtschaft im Handwerk zu halten. Leider aber zeigen ja gerade die Auswirkungen, daß in den Handwerksbetrieben zu wenig betriebliches Rechnen angewendet wird. Je größer der Abstand vom letzten Kriegsende wird, desto notwendiger erscheint mir die Wirtschaftsrechnung der handwerklichen Betriebe. In der Industrie und im Handel steht das Wörtchen: „Kalkulation“ hoch im Kurs und seine praktische Auswertung wird intensiv und genauestens durchgeführt. Der Grund hierfür dürfte darin zu suchen sein, daß die Absatzmöglichkeiten auf den Gebieten der Wirtschaft mehr oder weniger begrenzt sind und die Konkurrenz zusehends größer und stärker wird. Das Handwerk hat allen Anlaß, den betriebswirtschaftlichen Problemen seiner Betriebe die größte Aufmerksamkeit zu schenken, denn wir leben im Zeitalter der Technik und der wissenschaftlichen Forschung auf allen Gebieten der Wirtschaft. Die Fortschritte und Erkenntnisse der jüngsten Zeit zeigen recht eindeutig, daß man sich in der Industrie und im Handel mit den Fragen der rationellen Fertigung und eines ungehinderten Vertriebes der neuzeitlichen Erzeugnisse beschäftigt. Ich verweise hier nur auf das Gebiet der Kunststoffe — der synthetisch hergestellten Werkstoffe, die sich einen großen Teil des Absatzmarktes in allen Ländern der Erde erobert haben. Das Handwerk muß sich nicht nur in technischer sondern auch in betriebswirtschaftlicher Hinsicht mit dieser Entwicklung beschäftigen, wenn es seinen Platz in der Wirtschaft behalten will.

Ich habe mir für das Thema: „Kalkulation in Theorie und Praxis" die Verhältnisse im Orthopädiemechaniker- und Bandagisten-Handwerk deshalb ausgewählt, weil gerade dieser Handwerkszweig durch seine außerordentliche, wichtige und verantwortungsvolle Aufgabe im Dienste für die Allgemeinheit eine Fülle von handwerklichen Kalkulationsproblemen aufweist, wie man sie wohl in keinem anderen Handwerk vorfindet. Hier sind es zwei Handwerksberufe — der Orthopädiemechaniker und der Bandagist —, die in engster Zusammenarbeit an der Fertigung einer Vielzahl von Einzelerzeugnissen der technischen Orthopädie beteiligt sind. Angefangen von den „kleinen Heilmitteln" wie Schuheinlagen für kranke Füße, Leib- und Bruchbandagen, Kopfschutzpelotten u. a. bis zu den „großen orthopädischen Hilfsmitteln", wie Arm- und Beinstützapparaturen, Stützapparate für den Rumpf, Stützkorsette, Arm- und Beinprothesen u. ä., sowie den orthopädischen Hilfsmitteln für die klinische Orthopädie, gehört neuerdings auch die Fertigung kosmetischer Ersatzstücke aus Kunststoffen zu den beruflichen Aufgaben dieses Handwerks. In diesem Handwerk hatten und haben es die Handwerksmeister hinsichtlich der Preiskalkulation etwas leichter als der Handwerksmeister in den anderen Handwerksberufen, insbesondere in denen, wo die Industrie als schärfster Konkurrent einen ganz bedeutsamen Einfluß auf die Preisgestaltung hat.

Für die Ordnung eines ungehinderten Ablaufes der orthopädischen Versorgung der Kriegs-, Unfall- und sonstiger Invaliden zeigte sich schon kurz nach dem ersten Weltkriege die Notwendigkeit, für die Abgeltung der handwerklichen Leistung ein Preissystem zu schaffen, daß sowohl den Belangen des Handwerks als Lieferer und auch denen der Auftraggeber, d. h. den staatlichen Behörden und den öffentlichen Körperschaften gerecht wurde. So entstand damals die sogenannte Reichspreisliste für die orthopädische Versorgung und in gleicher Weise entwickelte sich dann auch das System einheitlicher Preisvereinbarungen mit den sonstigen Sozialversicherungsträgern. Dieses Listen- oder Tarifsystem hat sich jahrzehntelang bewährt und wird auch heute noch von allen Beteiligten als die richtige Form für dieses Handwerk anerkannt. Allerdings spielt dabei die Veränderlichkeit der Preise eine große Rolle, denn die Materialkosten erfahren laufende Veränderungen, die Löhne und Unkosten haben eine steigende Tendenz und nicht zuletzt glaubt angesichts der Entwicklung auf dem Wirtschaftsmarkt jeder Vertragspartner, daß er bei den verschiedenen Preisverhandlungen zu kurz kommt. Die Auftraggeber glauben häufig, daß die Lieferanten zu viel verdienen, weil sie sich einen Kraftwagen halten und sonstige Verbesserungen in ihren Geschäften schaffen können. Der Handwerksmeister als Lieferer dagegen sieht die laufend ansteigenden Ausgaben für Material, Löhne und Gehälter und sonstigen geschäftlichen Belangen und sieht keinen anderen Ausweg für einen Ausgleich, als diese Mehrausgaben bei der Errechnung der Verkaufspreise zu berücksichtigen. Beide Teile aber, der Lieferer und der Kunde, d. h. die auftraggebenden Behörden, müssen heute mehr denn je rechnen und kalkulieren, weil die finanziellen Fragen heute ebenso wichtig sind wie der ethische und wirtschaftliche Zweck. Dabei spielen die Fortschritte in der Wissenschaft und die Verbesserungen und Neuentwicklungen der Technik eine große Rolle. Alle diese mitbestimmenden Umstände haben in den letzten Jahren dazu geführt, daß das bisherige Preisgefüge für die orthopädische Versorgung einer eingehenden Überprüfung unterzogen und die Preisgestaltung der Gegenwart zugepaßt wird. Nachdem sich das bisherige System in seiner Grundsätzlichkeit jahrzehntelang bewährt hat, glaube ich annehmen zu können, daß das Grundgefüge der bisherigen Reichspreisliste keine nennenswerten Veränderungen erfahren wird. Gegensätzliche Meinungen wird es lediglich über

a) die Fragen der Materialkosten,
b) der Fertigungszeiten
c) der Gemeinkosten- und Gewinnzuschläge

geben. Darüber hier zu sprechen ist müßig; das ist Sache der von den Vertragspartnern eingesetzten Kommissionen und Ausschüsse.

Immerhin wird man sich bei der Preisgestaltung an die Leitsätze für die Preisermittlung auf Grund von Selbstkosten halten müssen, wie sie der Gesetzgeber für die Preise bei öffentlichen Aufträgen aufgestellt hat.

Es gibt eine Reihe von Handwerkszweigen, wo die Innungen bzw. die Berufsverbände zur Information ihrer Mitglieder sogenannte Richtpreise bekanntgeben, die dem Handwerksmeister ein Anhalt sind, seine Preiskalkulation entsprechend zu halten. Es bleibt ihm dabei unbenommen, für seine Leistung niedrigere oder höhere Preise zu fordern; immer wird er aber damit rechnen müssen, daß die Konkurrenz nicht untätig ist und darum ist es trotz Richtpreise für jeden selbständigen Handwerksmeister wichtig, bei der Errechnung der Verkaufspreise genau und richtig zu kalkulieren.

Die Erstellung einer einheitlichen Liste mit Verkaufspreisen, die für einen Handwerkszweig in seiner Gesamtheit bindend sein sollen, birgt mancherlei psychologische und auch andere Nachteile für den Handwerksmeister. Es ist ja auch so bequem und einfach an Hand einer solchen Preisliste ein Preisangebot abzugeben; man braucht nicht zu rechnen und nicht zu kalkulieren, man muß nur darauf achten, daß man die richtigen Positionen dieser Preisliste heraussucht und aufschreibt. Wir wollen ehrlich sein und zugeben, daß wir uns in den vielen Jahren an dieses bequeme Instrument gewöhnt haben und es als ein Universalinstrument ansehen, denn es zeigt und sagt uns alles, was für die ordnungsgemäße Erledigung der uns gegebenen Aufträge nötig ist und von jedem beteiligten Handwerksbetrieb berücksichtigt werden muß. Das ist für den selbständigen Handwerksmeister im Orthopädiemechaniker- und Bandagisten-Handwerk zwar recht einfach und erspart ihm viele Gedankenarbeit — aber es wirkt sich recht schlimm aus, denn diese Bequemlichkeit führt dazu, daß die Fähigkeit und Fertigkeit im Kalkulieren mehr und mehr verkümmert und selbst die während der Ausbildungszeit erlernten Kenntnisse und Fähigkeiten geraten in Vergessenheit! Ja, es gibt sogar geschäftstüchtige Handwerker, die glauben auf die Kalkulationsarbeit verzichten zu können. Meist werden sie aber dann an die Notwendigkeit des Kalkulieren-Könnens erinnert, wenn sie ein Preisangebot über einen Gegenstand oder eine Leistung aufstellen müssen, die in der allgemeinen Preisliste nicht vorgesehen sind und für welche eben ein Kostenanschlag aufzustellen ist. Man versucht dann zuerst eine „Wie-Position" der Preisliste heranzuziehen und kann sich meistens nur ungern bereit finden, eine genaue Kostenberechnung zu erstellen, weil sie eine fachpsychologische Arbeit ist — bei der man sich auch zu seinem Schaden verrechnen kann! Und das geschieht häufig genug und zwar deshalb, weil man die Kalkulationsarbeit nicht in dem Maße schätzt, wie sie es verdient, denn sie ist oft genug sogar eine lebenswichtige Notwendigkeit für das Handwerk!

Vergegenwärtigen wir uns einmal die Situation, daß es in dem erwähnten Handwerk keine Reichspreisliste und keine Preistarife gäbe! Die Auftraggeber würden dann jeweils von Fall zu Fall von verschiedenen Handwerksfirmen, die als Lieferanten in Frage kommen, Preisangebote einholen müssen, um dann von diesen das günstigste Angebot auszuwählen. Im Hinblick auf die umfangreiche und vielseitige Verwaltungsarbeit, die ein solcher Zustand für die auftraggebenden Stellen mit sich bringen würde, kann man sich dieses Vergebungsverfahren nicht wünschen, denn der derzeitige Verwaltungskörper dieser Behörden müßte dann ganz auf diese Aufgabe abgestellt werden, was den Geschäftsablauf bestimmt nicht erleichtern dürfte; und auch für das Handwerk in seiner Gesamtheit dürften sich hieraus allerlei Schwierigkeiten ergeben. Kurz nach dem ersten Weltkriege bestand ein solcher Zustand für kurze Zeit und er war für beide Teile aus den erwähnten Umständen untragbar. Es ergaben sich dabei auch recht groteske Kalkulationsfälle. Die Preisangebote der verschiedenen Lieferanten über ein und denselben Gegenstand zeigten preisliche Unterschiede, die 100—300% betrugen und selbst bei Würdigung aller Umstände eine Kalkulationsschwäche offenbarten, die erschreckend war!

Wer wirtschaften will, muß rechnen — und auch kalkulieren können! Das gilt nicht nur für den Kaufmann und Industriellen, sondern in gleicher Weise auch für den Handwerker, wenn er sich mit Überzeugung behaupten und nicht bloßem Glücke oder Zufall ausgeliefert sein will!

II. Der Kontenrahmen

Wie der Kaufmann den Verkaufspreis für seine Ware nicht nach Gutdünken abschätzt und nach einem sytematischen Prinzip berechnet, muß auch der Handwerksmeister den Preis für seine Leistung und Arbeit nicht „über den Daumen peilen", sondern nach bestimmten Regeln errechnen und berechnen. Genau wie im Handel auf den Einkaufspreis einer Ware die sogenannten Einkaufsunkosten hinzugerechnet und so der Einstandspreis festgestellt wird und dazu die anfallenden Unkosten des Geschäftsablaufes hinzugerechnet werden, um den wirklichen Selbstkostenpreis zu ermitteln, muß auch der Handwerksmeister an einem formgerechten Aufbau der Kalkulation festhalten.

Der Betrieb des Handwerkers ist im Grunde nichts anderes als ein Fertigungsbetrieb bzw. ein Fabrikbetrieb im kleinen. Wer aber rechnet, muß auch richtig rechnen und dazu braucht er ein betriebliches Rechnungswesen, das alle Handlungen und Vorkommnisse — in Zahlen ausgedrückt — registriert. Dieses betriebliche Rechnungswesen ist ein fundamentaler Teil der Betriebsorganisation und unterteilt sich in

a) die Finanz- und Geschäftsbuchhaltung,
b) die Kostenrechnung und
c) die Statistik und Planung.

Die Buchhaltung hat die Aufgabe, alle Geschäftsvorfälle, alle Bewegungen und Beziehungen des Handwerksbetriebes zu seiner Umwelt (Zahlungsverkehr, Kunden- und Lieferantenverkehr, Ein- und Verkauf u. a.) chronologisch und artmäßig aufzuzeichnen, wobei dem Kontenrahmen die Aufgabe zufällt, durch die Untergliederung nach Kostenarten, Kostenstellen und Kostenträgern die auf die Herstellung (Fertigung) bezüglichen Aufwendungen und Leistungen individuell zu erfassen. Leider findet man im Handwerk in kleineren und mittleren Betrieben meistens Buchführungen ohne handwerklichen Kontenrahmen vor und darin liegt auch die Ursache der Kalkulationsschwächen. Nur wenn eine Buchführung so eingerichtet ist, daß sie eine kontinuierliche Verbuchung und Kostenerfassung verbürgt, kann planmäßig und gewissenhaft kalkuliert werden. Ist dies aber nicht der Fall, so ist alles Kalkulieren nichts anderes als ein der Gefahr des Zufalls ausgesetztes Schätzen und „Über-den-Daumen-Peilen". Richtiges Kalkulieren setzt eine genaue Kostenerfassung voraus und dazu gehört der Kontenrahmen. Der nachstehende Kontenrahmen läßt sich für kleine, mittlere und auch größere Handbetriebsbetriebe ohne große Mühe einrichten.

Kontenrahmen

Konten-Nr.	Konto	Kostenarten
	Kontenklasse 0 = Anlage- und Kapitalkonten	
* 00	Grundstücke und Gebäude	
	(000) Geschäftsgebäude	Anlage- u. Kosten des Erwerbes
	(001) Mietsgrundstück	
* 01	Maschinen und maschinelle Anlagen	
* 02	Fahrzeuge (Kraftwagen)	
* 03	Betriebs- und Geschäftseinrichtung	Kosten für die Neuanschaffung
* 04	Werkzeuge	
* 05	Kurzlebige Wirtschaftsgüter	
* 06	Langfristige Forderungen	
	(061) Beteiligungen	
	(062) Wertpapiere	Forderungen für Kapitalsanlagen
	(063) langfristige Darlehen	
* 07	Langfristige Verbindlichkeiten	
	(071) ERP-Kredite	Fremdkapitalien
	(072) Bank-Kredite	
* 08	Kapital-Konto	Eigenkapital
* 09	Wertberichtigungen	
	(090) Wertberichtigungen	
	(091) Rückstellungen	Buchungen beim Jahresabschluß
	(092) Rechnungsabgrenzung	
	Kontenklasse 1 = Finanzkonten	
* 10	Kassa-Konto	Bargeld-Kassenverkehr
* 11	Postscheck-Konto	Geldverkehr mit dem Postscheckamt
* 12	Bank-Konto	desgl. mit der Bank
13	Umlauf-Wertpapiere	Aktien u. ä.
* 14	Kunden-Konto	Lieferungen u. Geldverkehr m. Kunden
* 15	Lieferanten-Konto	desgl. mit den Lieferanten
16	Schuldwechsel	Akzepte für Warenschulden
* 19	Privat-Konto	Private Entnahmen an Geld und Ware
20	Fremde Leistungen	Leistungen v. Unterlieferanten f. d. Fertigung
	Kontenklasse 3 = Roh- und Betriebsstoffe	
* 30	Waren-Konto	
	(30) Rohstoffe, Paß- und Serienteile (Fertigungsmaterial)	Wareneingang und Warenverbrauch
	(31) Betriebsstoffe,	
	(32) Kleinmaterialien,	
	(33) Verkaufsartikel	

Konten-Nr.	Konto	Kostenarten
	Kontenkl. 4 = Ktn.d.Kostenarten	
* 41	Lohn-Konto	
	(41) Fertigungslöhne	Produktive Löhne
	(42) Hilfslöhne	unproduktive Löhne
	(421) Unternehmerlohn	kalkulatorischer Lohn des Unternehmers innerhalb des Betriebsablaufs
43	Gehaltskonto	
	(43) Gehälter für Verkaufs-	Monatliche Gehälter für die im Angestelltenverhältnis tätigen Mitarbeiter
	(431) desgl. für Betriebs-	
	(432) desgl. für Verwaltungspersonal	
* 44	Soziale Beiträge-Konto	Gesetzliche und freiwillige soz. Beiträge
	(44) Soziale Beiträge	kalkulatorische soziale Beiträge für den Unternehmer selbst
	(441) Unternehmer-Beiträge	
* 45	Raumkosten-Konto	Aufwendungen für die Geschäftsräume an Mieten, Heizungskosten u. Instandhaltung
	(45) Mieten f. Geschäft usw.	
	(451) Heizungskosten	
	(452) Instandhaltungskosten	
* 46	Abschreibungs-Konto	Bilanzmäßige Abschreibungen auf die Anlagewerte-Kontenklasse 0
* 47	Gewerbliche Steuern-Konto	alle betrieblich. und geschäftlich. Steuern und Abgaben, außer Umsatzsteuer
* 48	Verwaltungs- u. Geschäftsunkosten	alle allgemeinen Unkosten für Verwaltg. u. Vertrieb, inkl. Werbung u. Reklame
	(48) Gesch.-(Verw.-Unkosten)	
	(481) Vetriebskosten	
* 49	Betriebs-Unkosten	alle Unkosten, die den Betrieb direkt betreffen;
	(49) betriebliche Ausgaben	hierzu gehört die Umsatzsteuer, die zweckmäßig gesondert erfaßt wird
	(491) Sonderausgaben	
	Kontenklasse 8 = Erlöse-Konten	
* 80	Erlöse-Konto	
	(80) = Erlöse aus dem Werkstattbetrieb	Erlöse
	(81) = Erlöse aus dem Ladenumsatz	
	(82) = sonstige Erlöse	
	Kontenkl. 9 = Abschluß-Konten	
* 90	Gewinn- u. Verlust-Konto	für die Jahresabschlußrechnung
* 91	Bilanz-Konto	

Je nach Größe und Anwendungszweck kann die Untergliederung (Konten in der Klammer) der einzelnen Kontenklassen eingeschränkt oder auch erweitert werden.

Die mit einem * gekennzeichneten Konten sollten jedoch auch die Kleinbetriebe einrichten und führen, um eine einwandfreie Wirtschaftsrechnung und eine ebensolche Kostenrechnung aufstellen zu können.

Der Kontenrahmen sieht zunächst recht umfangreich aus. Bei näherer Betrachtung jedoch kann man leicht erkennen, welche Konten für den Geschäftsbetrieb notwendig sind. Der Kleinbetrieb kann sich in jeder Kontenklasse auf ein Minimum an Konten — je nach den Erfordernissen für seine Kostenrechnung — beschränken; so kann er z. B. die Konten 41 (Lohn-Konto) und 43 (Gehalt-Konto) zu einem Konto als Personalkosten-Konto vereinen und ebenso kann er das Konto 48 (Verwaltungs- und Geschäfts-Unkosten-Konto) mit dem Konto 49 (Betriebs-Unkosten-Konto) als gemeinsames Konto als Allgemeine Betriebs- und Geschäfts-Unkosten führen. Der größere Handwerksbetrieb dagegen wird je nach Umfang und den gestellten Erfordernissen seiner Kostenrechnung erkennen, daß die Untergliederung der einzelnen Kontenklassen entsprechend erweitert werden muß, um die Kostenrechnung der einzelnen Kostenarten so übersichtlich wie nur möglich zu gestalten.

Der Kontenrahmen der Buchhaltung schafft die Voraussetzung zu einem geordneten Rechnungswesen und dieses wiederum ist die Voraussetzung für eine zuverlässige Kostenrechnung und Preiskalkulation.

III. Die Kostenrechnung

Nach der Erstellung des Kontenrahmens für die Buchhaltung beschäftigt sich der Handwerksmeister mit dem sytematischen Aufbau der Kostenrechnung für seinen Handwerksbetrieb.

Die Kostenrechnung ist notwendig für die richtige Zurechnung aller anfallenden Kosten auf den Kostenträger unter Verwendung der durch die Betriebsrechnung ermittelten Kostensätze. Die Betriebsabrechnung wiederum bildet die Grundlage für die Selbstkostenberechnung.

Die Kostenrechnung dient folgenden Zwecken:

1. Sie ist die Grundlage für die Preiserstellung, (Vorkalkulation und Preisangebot),
2. Sie ist die Grundlage für die Feststellung der Wirtschaftlichkeit des Betriebes (Rentabilität des Unternehmens),
3. Sie ist die Grundlage für die Nachkalkulation der Fertigungsleistung des Betriebes und der Wirtschaftlichkeit des Handelsgeschäftes,
4. Sie ist die Grundlage für die Planung und für die Statistik.

Wesen und Aufgaben der Kostenrechnung sind in Grundsätzen und Richtlinien festgelegt, die den Zweck haben, durch eine richtige Ausgestaltung und Auswertung der Kostenrechnung in den Betrieben die Wirtschaftlichkeit (Rentabilität) der Leistungserstellung festzustellen, sie zu erhalten und zu steigern.

Die richtige Kostenrechnung bedeutet die genaue Erfassung und Verrechnung aller Kosten. Im großen und ganzen versteht man auch in den Handwerksbetrieben unter dem Begriff: „Kosten“ alle Aufwendungen, die gemacht werden müssen, um ein Erzeugnis oder eine Leistung bis zum Selbstkostenpreis fertigzustellen. Die Formel zur Errechnung des sogenannten Selbstkostenpreises setzt sich aus folgenden Rechnungsfaktoren zusammen:

A. I. Materialkosten = Rohstoffe, Serien- und Paßteile (Fertigungsmaterial)
+ Kleine Zutaten = Kleinmaterial,
+ anteilige Material-Gemeinkosten,

II. Fertigungslöhne = produktive Löhne,

III. Fertigungs-Gemeinkosten (Betriebsunkosten),

IV. Verwaltungs- und Vertriebskosten (Geschäftsunkosten),

---

ergeben zusammen die Selbstkosten.

Für das Handelsgeschäft (Ladenverkaufsgeschäft) würde sich dazu folgende Formel ergeben:

B. I. Verkaufsware zum Einstandspreis (Einstandspreis = Einkaufspreis zuzüglich der anfallenden Lieferkosten, Fracht, Porto, Verpackung usw.),

II. Verwaltungs- und Vertriebskosten (Geschäftsunkosten einschl. der Kosten für die Lagerhaltung, Miete, Heizung u. ä.),

---

ergeben insgesamt die Selbstkosten.

Zu diesen beiden Formeln ist zu erläutern:

a) bei den Materialkosten unterscheiden wir:

1. die Werkstoffe, d. h. die Rohstoffe und die Paß- und Fertigteile für die eigentliche Fertigung. Hierzu gehören alle Materialien, Halb- und Fertigteile, die unmittelbar zur Herstellung eines Gegenstandes oder zur Durchführung bestellter Leistungen des Betriebes benötigt werden,
2. die Materialien, die als Kurzwaren oder Kleinmaterial wie Nieten, Ösen, Haken, Nägel und andere Zutaten unmittelbar für die Fertigung gebraucht werden,
3. Betriebsstoffe bzw. Betriebsmaterialien, die zur Betriebsunterhaltung dienen. Hier handelt es sich um Material, das nicht in den Fertigungsgegenstand oder in die bestellte Leistung hineinverarbeitet wird, wie Öle, Fette, Schleifmaterial, Licht- und Kraftstrom, Gas- und Wasser u. a., die zur Durchführung des Fertigungsprozesses hilfsweise notwendig werden. Auch der Ersatz verbrauchter oder unbrauchbar gewordener Werkzeuge kann als Betriebsmaterial angesehen werden,

b) bei den Fertigungslöhnen (produktive Löhne) unterscheiden wir:

1. alle Löhne, die unmittelbar bei der Fertigung des Erzeugnisses oder für die Durchführung bestellter Leistungen des Betriebes aufgewendet werden; mithin alle Löhne, die direkt am Kundenauftrag nötig sind und als Einzelkosten direkt am Auftrag verrechnet werden,
2. alle sonstigen anfallenden Löhne sind Hilfslöhne (unproduktive Löhne) und werden als Fertigungsgemeinkosten verrechnet.

Soweit Mitarbeiter im Angestelltenverhältnis am Fertigungsprozeß unmittelbar oder mittelbar mitwirken, ist ihr Gehaltsbetrag wie zu 1. und 2. angegeben zu behandeln und zu erfassen.

Die gewissenhafte Unterscheidung und buchmäßige Trennung zwischen Fertigungslöhnen (produktive Löhne) und Hilfslöhnen (unproduktive Löhne) ist eine wesentliche Vorbedingung zur Kalkulation. Die Feststellung, welche Arbeiten als Fertigungsarbeiten und welche als Hilfsarbeiten zu bezeichnen sind, muß allen Kostenstellen des Betriebes zugänglich gemacht werden, damit eine einheitliche, kontinuierliche Erfassung und Verteilung der Lohnarten gewährleistet ist. Eine systematisch aufgebaute Lohnerfassung gehört zu den Grundvoraussetzungen der einwandfreien Betriebsrechnung, ohne welche eine richtige Kalkulation nicht möglich ist.

c) Fertigungsgemeinkosten sind:

1. alle Aufwendungen für Betriebsstoffe, die zur Ermöglichung des Betriebsbeginns und zur Betriebsunterhaltung erforderlich sind, wie z.B. Schleif- und Schmiermaterial, Licht- und Kraftstrom, Treibriemen, Werkzeugersatz usw.,
2. alle Hilfslöhne (unproduktive Löhne), die nicht als direkte Einzelkosten mit der Herstellung des Erzeugnisses oder zur Durchführung bestellter Leistungen des Betriebes in Verbindung stehen. Dazu gehören auch die Löhne für bezahlten Urlaub, Vergütung für die gesetzlichen Feiertage und der Lohn für allgemeine Werkstattarbeiten (Aufräumen des Arbeitsplatzes, Herrichten der allgemeinen betrieblichen Einrichtungen, Machinenreinigen u. a.),
3. Gehälter und Kosten für die technische Verwaltung, Meister, Techniker, Ingenieure, Konstrukteure, Lohnbüro u. a., soweit sie nicht unmittelbar an der Fertigung für einen Kundenauftrag mitwirken.

Unternehmer- oder Meisterlohn, soweit er für die Betriebsrechnung kalkulatorisch erfaßt und verrechnet wird, ist entsprechend seiner Mitwirkung an der Leistung, d. h. am Fertigungsprozeß zu behandeln.

4. Soziale Aufwendungen, und zwar:
   a) die gesetzlichen Beiträge zur Sozialversicherung (Kranken- und Unfallversicherung, Alters- und Invalidenversicherung, Berufsgenossenschaftsbeiträge, Berufsschulbeiträge, Familienausgleichskasse u. a.);
   b) die freiwilligen sozialen Aufwendungen zugunsten der Mitarbeiter, soweit sie nach Art und Höhe betriebs- und branchenüblich sind und dem Grundsatz sparsamer Wirtschaftsführung nicht widersprechen;
   c) die gesetzlichen sozialen Beiträge zur Sozialversicherung für den Unternehmer- bzw. Meisterlohn, wenn dieser für die Betriebsrechnung kalkulatorisch erfaßt und auf die Kostenstellen verrechnet wird.
5. Laufende Instandhaltung (Unterhaltung und Reparaturen) der Betriebseinrichtungen, Maschinen, Werkzeuge, Geschäfts- und Werkstatteinrichtungen, soweit sie dem betrieblichen Zweck dienen. Dazu dienen nicht Ersatzbeschaffung von wertsteigernden Anlagen und Überholungen;

6. Abschreibungen auf die Fertigungsanlagen, Maschinen, Werkzeuge und Betriebseinrichtungen, einschl. der Fahrzeuge, wie Kraftwagen u. a.;
7. Steuern und Abgaben, soweit sie den Fertigungsgemeinkosten zuzurechnen sind (Gewerbesteuern, Vermögenssteuern, Lohnsummensteuern; darunter rechnet nicht die Umsatzsteuer, die als Sonderkosten anzusetzen ist);
8. Miete, Licht und Heizung für die Betriebsräumlichkeiten.

d) Verwaltungs- und Vertriebsgemeinkosten sind:

1. alle Kostenaufwendungen für die kaufmännische Verwaltung, wie z. B. Löhne und Gehälter und sonstige Vergütungen für das kaufmännische- und Verwaltungspersonal;
2. die Raumkosten für die Verwaltungs- und Vertriebsräumlichkeiten (Miete, Heizung, Licht) einschl. Instandhaltung der Räume;
3. Soziale Aufwendungen für die zu 1. genannten Beschäftigten;
4. alle Aufwendungen für Büromaterial und Werbematerial, Büroreinigung, Botengelder;
5. Steuern und Abgaben, soweit sie nicht als Fertigungsgemeinkosten zu verrechnen sind;
6. Sonstige Kosten wie Versicherungsprämien, Post- und Fernsprechgebühren, Reisespesen, Innungs- und Verbandsbeiträge, Insertionen und sonstige Werbemaßnahmen;
7. Abschreibungen auf Gebäude und sonstige Anlagen.

e) Fremde Leistungen können an der Fertigung bzw. an der Herstellung eines Erzeugnisses oder an den bestellten Arbeiten Anteil haben. So werden häufig Eloxierungs- oder Vernicklungsarbeiten nicht im eigenen Betriebe ausgeführt. Sie werden von außenstehenden Firmen (Unterlieferanten) vorgenommen, und diese Rechnungen gehören zu den Materialkosten, weil die Aufwendungen unmittelbar für die Fertigung gebraucht wurden. Siehe Materialkosten a) unter Nr. 1. Kalkulatorisch werden sie unter dem jeweiligen Kundenauftrag erfaßt.

Als Mindestansprüche müssen an die Kostenrechnung folgende Bedingungen gestellt werden:

1. Die Kostenrechnung muß genau sein. Sie muß insbesondere die durch die Leistungserstellung entstandenen Kosten in richtiger zeitlicher Abgrenzung erfassen und entsprechend der Kostenbeanspruchung verrechnen.
2. Die Zahlen der Kostenrechnung müssen durch Kostenbelege (Rechnungen, Quittungen, Buchungsbelege u. ä.) nachgewiesen und mit Buchhaltung, Statistik und Planung abgestimmt werden können.

3. Die Kostenrechnung muß der Betriebsgröße, der Art des Betriebsablaufs und der Art der Leistungen angepaßt sein.
4. Die Kostenrechnung muß übersichtlich sein und ihre Ergebnisse rechtzeitig liefern können.
5. Bei der Ausgestaltung der Kostenrechnung muß die Wirtschaftlichkeit der Rechnungsführung gewahrt bleiben.

Für die Kostenrechnung unterscheiden wir drei Grundformen und diese sind:

A. die Kostenartenrechnung; darunter versteht man die Erfassung aller entstehenden Kosten, wie Löhne und Gehälter, Materialien und Hilfsstoffe, soziale Leistungen, Betriebsstoffe, Abschreibungen und alle sonstigen geschäftlichen Ausgaben, die entweder direkt auf Grund von Kostenbelegen (Rechnungen, Kassenquittungen u. a.) oder mittelbar durch entsprechende Schlüsselung den einzelnen Kostenstellen zugerechnet werden;

B. die Kostenstellenrechnung; darunter sind die Zuständigkeitsbereiche zu verstehen, innerhalb derer die Kostenarten anfallen. Bei der Verbuchung, Erfassung und Verteilung der Kostenarten ist daher stets zu prüfen, in welcher Kostenstelle und durch welchen Anlaß die Kosten entstanden sind.

   In einem der mittleren Handwerksbetriebe im Orthopädiemechaniker- und Bandagisten-Handwerk würde man beispielsweise folgende Kostenstellen vorsehen:

   1. Fertigungsbetrieb (Werkstatt), der gegebenenfalls untergliedert wird in:
      a) Gipserei und Modelliererei,
      b) Mechanikerabteilung,
      c) Bandagistenabteilung,
      e) Lackiererei usw.
   2. Ladengeschäft (Ladenverkauf)
   3. Verwaltung, gegebenenfalls untergliedert in:
      a) Verwaltung,
      b) Werbeabteilung usw.

C. die Kostenträger sind die einzelnen Erzeugnisse, Verkaufsartikel oder sonstige Leistungen des Betriebes.

Wie schon gesagt wurde, muß die Kostenrechnung genau sein und darum gibt eine genaue Erfassung der Kosten die entscheidende Grundlage für die richtige Kostenrechnung. Sie erstreckt sich nicht nur auf die Werte, sondern auch auf Mengen und Zeiten. Voraussetzung für die ordentliche Kostenerfassung ist eine gut aufgebaute Betriebsorganisation, die sich tatsächlich auch der kleinste Handwerksbetrieb leisten kann, wenn er nach festen Prinzipien arbeitet.

IV. Die Betriebsorganisation

Während man in der hinter uns liegenden Zeit immer wieder Handwerksbetriebe feststellen konnte, die über keine ordnungsgemäße Buchführung verfügten, muß man heute annehmen, daß der fortschrittlich eingestellte selbständige Handwerksmeister sich den Erfordernissen der Gegenwart angepaßt hat. Das verlangt schon der Verkehr mit dem zuständigen Finanzamt und wer eine doppelte (amerikanische) Buchführung in seinem Unternehmen unterhält, wird sehr leicht die Erfordernisse für die richtige Kostenerfassung berücksichtigen können.

Für den Handwerksbetrieb empfiehlt sich mehr oder weniger eine direkte Kostenerfassung. Diese beginnt bereits mit der Erfassung der Materialkosten. Diese Kosten entstehen durch den Einkauf, der entweder gegen eine Lieferantenrechnung oder gegen eine Kassenquittung vorgenommen wird. Jede Lieferantenrechnung und jede Kassenquittung muß zuerst einer Kontrolle unterzogen werden, wobei

a) die mengen-, güte- und sortenmäßige Übereinstimmung der Ware zwischen Bestellung, Lieferung und Rechnung geprüft,

b) der Verwendungszweck und die Verrechnungsart festgestellt und

c) der vorläufige Gestehungspreis ermittelt wird.

Lieferantenrechnung und Kassenquittung werden zweckmäßig mit einem Stempelaufdruck versehen, der wie folgt lautet:

Eingang der Lieferung am: ....

Menge, Güte und Berechnung geprüft: ....

Rechnungspreis:	DM ....
Verpackungskosten:	DM ....
Porto-Fracht-Anlieferung:	DM ....
Gestehungspreis:	DM ....

bestimmt für

Konto: ....

Auftrag Nr. .... oder Lager ....

Bereits bei dieser Kontrolle wird festgestellt werden können, ob die angelieferte Ware gleich bei der betreffenden Kostenstelle (Fertigung) erfaßt werden soll oder ob sie dem Warenlager zugeführt wird. Im letzteren Falle wird die eingegangene

Ware auf eine Lagernachweiskarte übertragen, die der Bestandsübersicht und zur Kontrolle der Zu- und Abgänge dient, soweit die Ware im Lager verwaltet und bei Bedarf an die Fertigungswerkstatt oder an eine andere Kostenstelle (Ladenverkauf, Verwaltung usw.) abgegeben wird. Wareneingänge, die z. B. als Paßteile u. ä. für einen bestimmten Auftrag oder als fremde Leistung für einen besonderen Arbeitsauftrag benötigt werden, werden meistens sofort als Fertigungsmaterial auf den Kostenträger verrechnet. Das bedingt allerdings, daß diese Materialkosten sofort beim Wareneingang und nach Verbuchung des Kostenbeleges auf die Kalkulations- bzw. Arbeitskarte des betreffenden Auftrages übertragen werden. Bei einer geordneten Lagerverwaltung erfolgt die Materialverausgabung gegen einen Materialentnahmeschein, der folgenden Aufdruck haben soll:

Materialentnahmeschein für Auftrag Nr. ....

Menge	Einheit	Bezeichnung des Materials	Preis	Betrag
....	....	....	....	....
....	....	....	....	....
....	....	....	....	....
....	....	....	....	....

für Auftrag Nr. .... zus. DM ....

zu Lasten Konto: .... Datum der Entnahme: ....

für die Verwaltung: ....

Unterschrift des Meisters

....

Wird von dem entnommenen Material ein Teil für den Auftrag nicht gebraucht, ist es an das Lager zurückzugeben und wird entsprechend gebucht. Auf diese Weise läßt sich jederzeit der genaue Lagerbestand feststellen.

Der Vordruck des Materialentnahmescheins zeigt schon, wie er buchmäßig und kalkulatorisch auszuwerten ist. Einmal wird die dem Lager entnommene Ware dem richtigen Konto der Buchhaltung belastet und zum andern wird sie kostenmäßig für die Betriebsrechnung richtig erfaßt.

Der Lohnaufwand ist in jedem Handwerk — auch im Orthopädiemechaniker- und Bandagisten-Handwerk — ein Hauptbestandteil der Selbstkosten, insbesondere dann, wenn es sich vorwiegend um Reparaturaufträge handelt. Aber auch die Neuanfertigungen erfordern einen erheblichen Lohnaufwand und gerade darum kommt es in erster Linie darauf an zu wissen, welche Arbeitszeiten und Arbeits-

Arbeitskarte Muster Nr. 1 (Vorderseite)

Arbeitskarte

für: .... (Name des Beschäftigten)

Woche vom: .... bis ....

Freitag	Samstag	Montag

Arbeitskarte Muster Nr. 1 (Rückseite)

Dienstag	Mittwoch	Donnerstag

löhne für eine Arbeit aufgewendet werden und in welchem Verhältnis sich der Lohnaufwand auf die einzelnen Arbeitsvorgänge verteilt. Mit dem einfachen Hilfsmittel der Arbeitskarte, auf die der Gehilfe täglich die geleisteten Arbeitsstunden einzutragen hat, ist bereits die Vorbedingung der kalkulatorisch verwendbaren Aufzeichnung erfüllt. (Siehe Arbeitskarten-Muster Nr. 1.) In größeren Handwerksbetrieben verwendet man den Tagesarbeitszettel, der von den Mitarbeitern ausgefüllt täglich nach Arbeitsschluß im Büro abgegeben wird. Andere Betriebe wiederum beschränken sich auf Wochenarbeitszettel oder auf den Wochenkalender, worin der Mitarbeiter täglich und laufend seine geleisteten Arbeitsstunden nachweist. Beispiel hierzu:

Wochen-Arbeitskalender

für: Orth.-Mech. Schneider Stundenlohn: 2,30 DM

April/Mai 1958	Stunden	Geleistete Arbeit	für Auftrag
27. Sonntag			
28. Montag	1 7	Gipsmodell gef. . . . Beinaufbau	2413 Müller 2425 Quast
29. Dienstag	2 6	Einlagen . . . . . . Fertigmontage. . . .	2620 Peter 2424 Krüger
30. Mittwoch	5 3	O-Trichter bearbeitet. Apparat repariert . .	2415 Kahler 2621 Ludwig
1. Mai Donnerstag	8	gesetzlicher Feiertag	
2. Mai Freitag	2 6	Schienenarbeit. . . . Beinaufbau	2433 Löber 2415 Kahler
3. Mai Sonnabend	2 3	Gipsmodell gef. . . . Werkstattarbeit . . .	2416 Dörl —

Für die Richtigkeit: gez. Federmann — Meister

Für die Kostenrechnung ergibt sich daraus folgende Aufteilung:

34 Std.	für die Fertigung (produktiv)	= 78,20 DM
11 Std.	Gemeinkosten (unproduktiv)	= 25,30 DM
45 Std.	à 2,30 DM =	103,50 DM

Hierzu lassen sich die handelsüblichen Wochenkalender (Vormerker) sehr gut verwenden.

Da die Aufzeichnungen über die geleistete Arbeitszeit unter Angabe der Auftragsnummer bzw. des Zweckes vom Mitarbeiter täglich gemacht werden, kann die Erfassung der einzelnen Arbeitszeiten unter Errechnung der Lohnbeträge laufend für die jeweiligen Aufträge bzw. Kostenstellen durchgeführt werden. Selbstverständlich muß auch eine Übereinstimmung mit der Hauptbuchhaltung hinsichtlich der Lohnverbuchung bestehen und diese würde dann wie folgt aussehen:

Lohnaufteilung für eine Woche: 27. 4.—3. Mai 1958

Name des Mitarbeiters	Bruttolohn	Fertigungslohn	Gemeinkosten	Verwaltung
1. Schneider, OM	103,50	78,20	24,15	1,15
2. Müller, OM.	99,—	74,80	24,20	—
3. Kurze, Band..	99,—	74,80	24,20	—
4. Tietz, Band.	94,50	71,40	23,10	—
5. Frau Sauber, Aufwartg.	30,—	—	15,—	15,—
zusammen	426,00	299,20	110,65	16,15

Buchungssatz für die Kostenrechnung:

Folgende

An Kassa-Konto für die Bruttolöhne vom 27. 4.—3. 5. 1958

Per Fertigungslohn-Konto	299,20 DM
Per Hilfslöhne-Konto	110,65 DM
Per Verwaltungskosten-Konto	16,15 DM
	426,— DM

Im Hinblick auf die Auszahlung der Nettolöhne und der Verbuchung der Bruttolöhne für die Kostenrechnung ist es für die Buchhaltung notwendig die Lohnabzüge wie folgt zu buchen:

Per Kassa-Konto

An Lohnabzüge-Konto

für die in der Lohnwoche vom 27. 4.—3. 5. 1958
einbehaltenen Steuern und Sozialbeiträge DM.............................

Dieses Beispiel zeigt eine beachtliche Höhe der Hilfslöhne, deren Ursache sich aus der Entlohnung für den 1. Mai als gesetzlichen Feiertag und den angefallenen Werkstattarbeiten, einschl. der anteiligen Löhne für die Reinigung der Kundenräume, Büro usw. ergibt. In gleicher Weise wird auch bei der Auszahlung der Gehälter und deren Verbuchung verfahren. Ist ein Angestellter (Meister oder Betriebsassistent), der gegen monatliches Gehalt tätig ist, an der Fertigung unmittelbar beteiligt, daß heißt, arbeitet er produktiv mit, so hat er den Nachweis seiner Arbeitsleistung in gleicher Weise wie der Lohnempfänger zu erbringen und gibt damit die Grundlage für eine richtige Kostenerfassung zu seinem Teile. Die Übertragung der angefallenen Arbeitszeiten für die reine Fertigungsarbeit erfolgt daher in der gleichen Art wie bei den Löhnen.

Aus dem bisher Gesagten zeichnet sich deutlich ab, daß die Erfassung aller Kosten eine zweckentsprechende Betriebsorganisation voraussetzt. Dazu gehört auch die genaue Verbuchung und die Überwachung der Aufträge. Wir unterscheiden dabei:

a) Kundenaufträge über bestellte Leistungen des Betriebes,
b) Eigene Fertigungsaufträge (Vorratsaufträge),
c) Arbeitsaufträge für die verschiedenen Kostenstellen des Betriebes (Unkosten-Gemeinkostenarbeiten wie Werkstattreinigung, Maschineninstandsetzungen, Wiederherrichten von Werkzeugen u. a.).

In der Regel werden die Kundenaufträge schriftlich erteilt. Geschieht es trotzdem einmal mündlich, empfiehlt es sich, die mündlich gegebene Bestellung dem Kunden schriftlich zu bestätigen. Hierzu sei aus der Erfahrung der dringende Hinweis gegeben, daß man Aufträge von Privatkunden grundsätzlich schriftlich vereinbaren soll, wobei der Kunde mit seiner Unterschrift die Richtigkeit des erteilten Auftrages und den vereinbarten Preis bestätigt. Es ist dabei eine Selbstverständlichkeit, daß der Privatkunde bei der Auftragserteilung $^1/_3$ des vereinbarten Kaufpreises, bei der ersten Anprobe ein weiteres Drittel und bei der Lieferung den Restkaufpreis bezahlt. Wenngleich sich in manchen Handwerkszweigen eine Kreditgewährung nicht vermeiden läßt, so ist eine solche in den Handwerkszweigen — wie z. B. im Orthopädiemechaniker- und Bandagisten-Handwerk —, wo es sich meistens um orthopädische Hilfsmittel für den Einzelfall handelt, nicht empfehlenswert.

Jeder Auftrag ist zuerst im Auftragsbuch einzutragen und zwar müssen dabei verzeichnet werden:

a) Datum der Bestellung, a1) Eingang des Auftrages,
b) Genaue Anschrift des Auftraggebers,
c) Aktenzeichen des Auftraggebers, evtl. auch Kennzeichen oder Nr. des Bestellscheines,
d) Empfänger der Leistung, wenn die bestellte Ware oder Leistung (wie z. B. wie bei Behördenaufträgen ein Dritter — der Versorgungsberechtigte — der Empfänger sein soll),
e) Genaue Aufzeichnung über den bestellten Gegenstand bzw. die bestellte Leistung unter Angabe der betreffenden Preislistenpositionen,
f) Angabe des vereinbarten Preises, soweit ein Festpreis vorgesehen oder vereinbart wurde,
g) sonstige Lieferungsvereinbarungen.

Muster 1 zeigt die einfache Form, wobei die Vorderseite für den eigentlichen Auftrag und die Rückseite für die Kalkulation bzw. Abrechnung vorgesehen sind. Der untere Teil wird dem Kunden bei der Auftragserteilung ausgehändigt und ist von diesem bei der Lieferung zurückzugeben.

Muster 1

Vorderseite

Tag: | **Auftrag Nr.**

Kunde: ____________________

Anschrift: ____________________

____

Auftraggeber: KVAB geb. ____________________

____

____

Es ist zu liefern:

Maßnahme am	Liefertermin	Fertig	Geliefert

Zur gefl. Beachtung! Nr.: ....

Die bestellte Ware wird nur gegen Rückgabe dieses Abschnittes ausgeliefert

F. FEDERMANN, BERLIN SW 61
Blücherstraße 22 / Fernspr. 66 43 80

Muster 1 Rückseite

Material:

Menge	Einh.	Gegenstand	Preis		Betrag	
		Kleinmaterial:				
		Verschnitt ___ %				
			DM			

Lohn:

Zeit		Arbeiter				
		___ % Unkosten				
			zus.			
		Selbstkosten DM				
		___ % Verdienst				
		DM				

Vereinbarter Preis . . . . DM________

Anzahlung: . . . . DM________

Auf umseitigen Auftrag wurden

DM__________

Anzahlung geleistet.

Berlin, am ______________

Unterschrift ________________________

Muster 2 zeigt eine in vielen Jahren bewährte Form des Arbeitsauftrages, die alle notwendigen Aufzeichnungen berücksichtigt und dabei auch die erforderliche Kostenerfassung für die Kostenrechnung gestattet.

Muster 2

Vorderseite

FEODOR FEDERMANN
Berlin SW 61, Blücherstr. 22
Ruf: 664380
Orthopädie-Werkstätten
Bandagen — Kunstglieder — Stützapparate
Lieferant aller Krankenkassen

Auftrag
A — Nr. 297

Datum: ______

A — Nr. 297

Name: ______

Anschrift: ______

Kostenträger ist: ______

Aktenzeichen: ______ vom: ______

Bestellt: ______

Hier abtrennen

Datum: ______

A — Nr. 297

Ausgeführte Arbeiten: ______

Muster 2 **Rückseite**

Arbeitszeiten:

Datum		Stunden
	insgesamt Stunden = Lohn DM	
	% Unkosten	
	DM	

Material:

Menge	Einheit	Gegenstand	Preis
		zus. DM	

Kostenberechnung:

Material . . . .
Verschnitt . . . .
Lohn + Unkosten . . . .
zus.
Gestehungskosten ______ DM

Auf umseitigen Auftrag habe ich eine Anzahlung in Höhe von DM ________

erhalten. Restbetrag des Kaufpreises ist bei Lieferung zu zahlen

Berlin, __________ 195__ FEODOR FEDERMANN

Auslieferung nur gegen diesen Abschnitt

------------ Hier abzutrennen ------------

Preisberechnung:

Listen-Nr.		Betrag
	Gesamtpreis DM	

Lieferung zugesagt durch Boten-Post am:	Rechn.-Nr. Dat.:	Abgeliefert am:

Muster 3 zeigt eine Arbeitskarte, wie sie für Aufträge vorgesehen ist, bei denen mit größerem und vielerlei Materialaufwand und ebenso mit entsprechend größerem Lohnaufwand gerechnet wird.

Die Arbeitskarte wird an Hand des erteilten Auftrages im Büro ausgefertigt, wobei der Kalkulationszettel (Muster 3a) als Durchschrift mit ausgestellt wird. Der Betrieb erhält die Arbeitskarte; der Kalkulationszettel verbleibt bei der Verwaltung und dient zur Erfassung der anfallenden Material- und Lohnkosten. Dazu gestattet er eine laufende Kontrolle und Überwachung des Fertigungsvorganges bis zur endgültigen Fertigstellung bzw. Lieferung des Gegenstandes.

Muster 3 Vorderseite

Arbeitskarte zum Auftrag Nr. ______________

Ausgefertigt am: ______________	Name des Kunden: ______________			
Liefertermin ______________	Aktenzeichen: ______________			
Gegenstand ist — in Anwesenheit des Beschädigten — nicht — vorzustellen	Maßnahme:	Anprobe:	Anprobe:	Lieferung:

Die Arbeitskarte ist sofort bei Fertigstellung der Arbeit im Büro abzugeben

Bestellte Arbeiten:	Pos. Nr.		

In Arbeit genommen	Fertiggestellt	Für die Richtigkeit der Arbeiten:
am: ______________	am: ______________	______________

Muster 3 Rückseite

Material	**Lohn**					
Sichergestellt:	Angef. am	durch	Fertig am	Angef. am	durch	Fertig am
Bestellt:						
Erhalten:						
Bemerkungen:						

Muster 3a

Vorderseite

Kalkulationszettel zum Auftrag Nr. ______________

Ausgefertigt am: ______________	Name des Kunden: ______________
Liefertermin: ______________	Aktenzeichen: ______________
Gegenstand ist — in Anwesenheit des Beschädigten — nicht — vorzustellen	Wohnadresse: ______________
Besteller:	Datum der Bestellung:

Bestellte Arbeiten:	Pos. Nr.		

Kostenanschlag	Rechnung
vom ______________ über ______________ DM	erteilt am: ______________ durch: ______________

Muster 3a

Rückseite

Material				Lohn					
Dat.	Menge	Art	Betrag	Dat.	Arbeiter	Betrag	Dat.	Arbeiter	Betrag
							Zusammenstellung		
							Material:		
							,,		
							DM		
							Zuschlag a. Material		
							,, ,, ,,		
							Materialkosten DM		
							Lohn		
							,,		
							DM		
							Lohnzuschlag		
							Gestehungskosten:		

Der Auftrag- oder Bestellschein ist ein wichtiges Dokument und wird deshalb im Büro, d. h. in der Verwaltung sorgsam in einem Ordner verwahrt; er ist im Streitfalle die rechtliche Unterlage für den Leistungsvertrag. Mit der Verbuchung des Auftrages im Auftragsbuch erhält der Auftrag die Auftragsnummer des Betriebes, unter welcher er innerhalb des Geschäftsbetriebes abgewickelt wird.

Nunmehr wird für den Betrieb bzw. die Werkstatt ein Arbeitsauftrag ausgefertigt, der alle Merkmale und Aufzeichnungen enthält, die zur ordnungsgemäßen Erledigung des Auftrages notwendig sind. Je nach Art und Größe des Betriebes sind Schema und Vordruck für solche Arbeitsaufträge verschieden. Kleine Betriebe wählen die einfache Form, während mittlere und größere Betriebe den Arbeitsauftrag mit dem Kalkulationszettel für den Auftrag zusammenhängend ausfertigen.

Die tägliche Verbuchung der aufgewendeten direkten Kosten für Material und Lohn gibt dem Handwerksmeister jederzeit die Möglichkeit, sich über den Stand der Kostenhöhe zu informieren und danach zu disponieren. Nach endgültiger Fertigstellung des gefertigten Gegenstandes oder nach vollständiger Durchführung aller bestellten Arbeiten für diesen Auftrag erfolgt die Nachrechnung oder Nachkalkulation, die dann mit dem erzielten Verkaufspreis in Vergleich gesetzt werden kann. Das ist ganz besonders wichtig, wenn es sich um öffentliche Aufträge handelt, bei denen die Festsetzung des Preises nach den Selbstkosten erfolgt oder vereinbart wird.

Für den ersten Augenblick mag dem Handwerksmeister diese intensive kostenmäßige Behandlung des Auftrages schwierig und umständlich erscheinen. Wenn er aber erkannt hat, welche wertvollen Erkenntnisse ihm damit ermöglicht werden, wird er sich dieser absoluten Notwendigkeit nicht verschließen. Sie ist notwendig, weil eben alle Kosten genauestens erfaßt werden müssen, wenn eine wirklich genaue und einwandfreie Kostenrechnung erstellt werden soll. Mancher unter unseren Handwerksmeistern wird sie ebenso wie die Buchführung als ein Schmerzenskind ansehen und nur ungern und der Not gehorchend durchführen. Bei der anerkannten Intelligenz des deutschen Handwerksmeisters, der bis zu seiner Meisterprüfung und anschließend daran erst recht bestimmte und schwierige Probleme zu lösen hat, ist diese Einstellung nur damit zu erklären, daß manche unserer Handwerksmeister in ihrem beruflichen Tätigkeitsdrang oft nicht die nötige Zeit finden, sich mit der Seele des Betriebes, nämlich mit der Buchführung und der Kostenrechnung zu beschäftigen. Und dabei ist die Sache doch so einfach — wenn sie einmal richtig angefaßt und fortlaufend systematisch ausgeführt wird. Der Handwerksmeister will und muß wissen, wie es wirtschaftlich mit seinem Betriebe bestellt ist, denn davon hängt seine Existenz ab!

V. Die Zuschlagskalkulation

In den meisten kleinen und mittleren Handwerksbetrieben beschränkt sich der Geschäftsablauf nicht allein auf die Fertigung des Werkstattbetriebes, sondern dehnt sich meistens auch auf das angeschlossene Ladengeschäft aus, in welchem handelsübliche oder im eigenen Betriebe hergestellte Artikel veräußert werden. Neben der Fertigung von einzelnen Erzeugnissen wird manchmal auch eine Reihenproduktion durchgeführt. Art und Ablauf der verschiedenen Geschäfte weichen häufig voneinander ab und nehmen keinen einheitlichen Kostenverlauf. Die Aufgabe einer richtigen Kalkulation besteht aber darin, jedem Produktionserzeugnis bzw. jedem Kostenträger diejenigen Kosten auszubürden, die von ihm bzw. für ihn verursacht werden. Hier dürfte die Zuschlagskalkulation die typische Kalkulationsform sein. Bei ihr ist zunächst eine Trennung der Gesamtkosten in die beiden großen Gruppen

direkte Kosten (Einzelkosten)
indirekte Kosten (Gemeinkosten)

erforderlich. Die Kostenrechnung kennt für die Verrechnung dieser beiden Gruppen folgende Verfahren:

a) die unmittelbare Kostenerfassung der direkten Kosten für den einzelnen Kostenträger bzw. Kostenstellen,

b) die mittelbare Kostenerfassung der indirekten Kosten für die jeweiligen Kostenstellen und ihre Zurechnung auf den Kostenträger mit Hilfe von Verrechnungsschlüssel.

Kleine und kleinste Handwerksbetriebe begnügen sich dabei mit dem summarischen Gemeinkostenzuschlag, mit welchem alle anfallenden Gemeinkosten (Betriebsunkosten, Geschäftsunkosten und Verwaltungs- bzw. Vertriebsunkosten) verrechnet werden. Die verfeinerte Zuschlagskalkulation dagegen verlangt eine Unterteilung der Gemeinkosten in zwei und mehr Zuschlagskomponenten, zumindest aber in

1. den Fertigungsgemeinkostenzuschlag und
2. den Verwaltungs- und Vertriebsgemeinkostenzuschlag.

Grundsätzlich muß darauf gehalten werden, eine möglichst weitgehende direkte Zurechnung der Kosten auf die Kostenträger und Kostenstellen herbeizuführen. Wir unterscheiden daher auch für unsere Kostenrechnung

— die direkten Kosten (Einzelkosten), das heißt alle Kosten, die für den Einzelauftrag unmittelbar aufgewendet und erfaßt werden,

— die indirekten Kosten (Gemeinkosten), das heißt alle Kosten, die für mehrere Kostenträger gemeinsam aufgewendet und die nur durch rechnerische Umlegung auf die einzelnen Kostenträger zugerechnet werden können.

Zu letzteren gehören wie gesagt alle indirekten Kosten, die als Fertigungsgemeinkosten, als Verwaltungsgemeinkosten oder auch als Vertriebsgemeinkosten in der Kostenrechnung erfaßt und durch rechnerische Umlegung auf die einzelnen Kostenträger zugerechnet werden. Dazu wählt man das Prozentualverhältnis, wie es in der Industrie und auch im Handel angewendet wird.

Beispiel hierzu:

Materialkosten (Fertigungsmaterial)	direkte Kosten
+ Zuschlag für Materialgemeinkosten (Kleinmaterial, Zutaten)	indirekte Kosten
Produktiver Lohn (Fertigungslohn)	direkte Kosten
+ Zuschlag für Fertigungsgemeinkosten (Betriebsunkosten)	indirekte Kosten
ergeben zusammen den Herstellungspreis	
+ Zuschlag für Verwaltungs- und Vertriebsgemeinkosten (Geschäftsunkosten)	indirekte Kosten
ergeben zusammen den Selbstkostenpreis.	

Außer den bisher genannten Kostenarten können sowohl für die einzelnen Kostenstellen als auch für eine Anzahl von Kostenträgern Fertigungskosten entstehen, die sich aus der Versuchs- und Entwicklungsarbeit, aus Modellkosten, Herstellung von Sonderwerkzeugen, Patent- und Lizenzgebühren u. a. ergeben. Sind solche in ihrem Zusammenhang erfaßt, lassen sich ebenfalls mit einem prozentualen Zuschlag zu den Fertigungslöhnen verrechnen.

In gleicher Weise muß auch in der Kostenrechnung dem Umstand Rechnung getragen werden, daß manche Gemeinkosten nicht mit dem gebräuchlichen Schlüssel zugerechnet werden können und es wirtschaftlicher und genauer ist, für sie einen besonderen Schlüssel für die Verteilung zu schaffen. Die nachstehende Übersicht zeigt solche Kostenarten:

Kostenart:	Schlüssel:
Gasverbrauch	Anzahl der Brennstellen, Durchschnittsverbrauch,
Kraftstrom:	Maschinenzahl, Dauer der Betriebszeiten,
Lichtstrom:	Wattzahl, Brenndauer,
Raumkosten (Miete, Heizung)	qm-Fläche für Werkstatt, Büro, Laden

Diese Verteilungsübersicht und Schlüsselung kann den Bedürfnissen des Unternehmens entsprechend beliebig tabellarisch erweitert werden. Aus den Ergebnissen der Kostenarten- und Kostenstellenrechnung mit der Erfassung der direkten Kosten und der Erfassung ausgeschlüsselter verteilter Kosten ergibt sich die eigentliche Kalkulation. Die Zuschlagskalkulation hat sich in der Praxis für die Ermittlung der Selbstkosten als recht gut bewährt und wird deshalb auch in der Industrie mit allen ihren Feinheiten angewendet.

Das Wichtigste an der Zuschlagskalkulation ist die Höhe des prozentualen Zuschlages auf die direkten Kosten, ganz gleich, ob es sich um die Material- oder Fertigungskosten handelt. Mancher Handwerksmeister läßt sich verleiten, die ihm von anderer Seite gegebenen „Richtsätze" für seine Preiskalkulation anzuwenden, ohne zu prüfen, ob diese Richtsätze mit dem wirklichen prozentualen Zuschlag seines Betriebes in Einklang gebracht werden können. Wer solche Richtsätze für seinen Betrieb anwendet, ohne sie vorher mit dem Ergebnis seiner Betriebsabrechnung überprüft zu haben, handelt fahrlässig und braucht sich nicht zu wundern, wenn sein Betrieb bzw. sein Geschäft davon Nachteile hat. Das nachstehende Beispiel zeigt, wie sich das Zahlenmaterial bei einer ordnungsgemäß geführten Buchhaltung mit gleichzeitiger Betriebsabrechnung aufbaut.

Es handelt sich um einen Handwerksbetrieb mit Ladengeschäft.

Es werden beschäftigt:

a) 2 Orthopädiemechaniker-Gehilfen,
b) 2 Bandagisten-Gehilfen,
c) 1 Verkäuferin,
d) 1 Bürokraft,
e) 1 Aufwartung (stundenweise),
f) der Handwerksmeister selbst, der zu je einem Drittel an den Fertigungskosten, den Fertigungsgemeinkosten, den Verwaltungskosten beteiligt ist.

Die Geschäftsbilanz des Jahres 1957 zeigt folgendes Bild:

Geschäftsbilanz
der Firma Feodor Federmann in Berlin SW 61, Blücherstraße 22
per 31. Dezember 1957

Aktiva			Passiva		
Maschinen	10 000,—		Eigenkapital	20 398,76	
./. Abschreibung	1 000,—	9 000,—	./. Privatentnahme	9 855,—	
Werkstatt- und Geschäftseinrichtung	14 000,—			10 543,76	
./. Abschreibung	700,—	13 300,—	+ Gewinn 1957	19 106,24	29 650,—
Werkzeuge	2 500,—		ERP-Kredit		12 000,—
./. Abschreibung	500,—	2 000,—	Lieferantenverpflichtungen		9 000,—
Kraftwagen	5 000,—		Rückstellungen		1 000,—
./. Abschreibung	1 000,—	4 000,—			
Kassenbestand		500,—			
Postscheckguthaben		350,—			
Bankguthaben		4 200,—			
Kundenschulden		9 000,—			
Beteiligungen		300,—			
Materialien		9 000,—			
		DM 51 650,—			DM 51 650,—

Gewinn- und Verlust-Rechnung für das Geschäftsjahr 1957

Aufwendungen		Ertrag	
Materialverbrauch	31 505,—	Erlöse aus Werkstattumsatz und Ladenverkauf	111 750,—
Fremde Leistungen	1 200,—		
Löhne und Gehälter	31 572,—		
Soziale Beiträge	3 716,76		
Betriebsmaterial	2 200,—		
Allgemeine Unkosten	8 790,—		
Raumkosten	5 600,—		
Gewerbliche Steuern	2 100,—		
Kraftwagenunterhaltung	2 160,—		
Zinsen	600,—		
Abschreibungen	3 200,—		
Insgesamt	92 643,76		
Gewinn	19 106,24		
	DM 111 750,—		DM 111 750,—

Berlin, am 5. Januar 1957

FEODOR FEDERMANN

Diese Geschäftsbilanz sagt uns, daß der Handwerksmeister mit einem Eigenkapital von rund 20000 DM gearbeitet hat, wobei ihm noch ein ERP-Kredit in Höhe von 12000 DM und ein ausreichender Warenkredit durch seine Lieferanten zur Verfügung stand.

Die Gewinn- und Verlustrechnung für das Geschäftsjahr weist einen Umsatz (Ertrag) in Höhe von insgesamt 111750 DM aus und man erkennt dann weiter, daß das Geschäftsjahr bilanzmäßig mit einem Gewinn in Höhe von 19106,24 DM abgeschlossen hat. An der Richtigkeit dieser Bilanz und der anschließenden Gewinn- und Verlustrechnung dürfte kein Zweifel sein, denn die buchhalterisch chronologisch und genau gebuchten Zahlen lügen nicht; — sie sagen uns viel und auch wenig. Ein klares Bild über die Wirtschaftlichkeit und Rentabilität des Betriebes gibt uns nur die Kostenrechnung und hier sehen wir zunächst aus der Jahresübersicht für die Aufteilung der Lohn- und Gehaltskosten und der sozialen Beiträge, daß die im Jahresabschluß ausgewiesenen Beträge (31572,— DM und 3716,76 DM) in der Kostenrechnung eine wertvolle Aufschlüsselung erfahren haben.

Jahresübersicht für die Lohn- und Gehalt-Aufteilung zur Kostenrechnung

Mitarbeiter	Bruttobetrag	Fertigungslöhne (produkt.)	Hilfslöhne (unproduktiv)	Verwaltung	Ladenverkauf	Soziale Beiträge
1. Schneider, OM	5 382,—	4 613,80	767,05	1,15	0,—	616,72
2. Müller, OM	5 148,—	4 413,20	734,80	0,—	0,—	593,32
3. Kurze, Band	5 148,—	4 413,20	734,80	0,—	0,—	593,32
4. Tietz, Band	4 914,—	4 212,60	701,40	0,—	0,—	564,72
5. Niedlich, Lehrling	900,—	0,—	900,—	0,—	0,—	189,—
6. Sauber, Aufwartung	1 560,—	0,—	780,—	780,—	0,—	179,40
Löhne und Gehälter	23 052,—	17 652,80	4618,05	781,15	0,—	2 736,48
7. Frl. Tüchtig, Verkauf	4 320,—	0,—	2160,—	0,—	2160,—	495,84*)
8. Frl. Flott, Verwaltung	4 200,—	0,—	0,—	4200,—	0,—	484,44
Insgesamt	31 572,—	17 652,80	6 778,05	4981,15	2160,—	3 716,76

Aufteilung:
A. Fertigungslöhne (produktive) 17 652,80
B. Gemeinkosten (unproduktive) 6 778,05
C. Verwaltung (Geschäftsunkosten) 4 981,15
D. Ladenverkauf . . . . 2 160,—

Sa. 31 572,—

Kalkulatorischer Meisteranteil:

1/3 zu A. Fertigungslöhne von 9000,—		3 000,—
1/3 zu B. Gemeinkosten		3 000,—
1/3 zu C. Verwaltung		3 000,—
	Sa.	9 000,—

E. Soziale Beiträge:

a) zu B. Fertigungsgemeinkosten	2 736,48	
+ ½ für die Verkäuferin	247,92	2 984,40
b) zu C. Verwaltungs-(Geschäftsunkosten)		484,44
c) zu D. Ladenverkauf		247,92
	Sa.	3 716,76

d) Kalkulatorischer Meisteranteil:

zu B. Fertigungsgemeinkosten = 9,5% von 9000,— = 2/3		570,—
zu C. Verwaltung = 1/3		285,—
	Sa.	855,—

Wir sehen aus dieser Zahlenzusammenstellung, daß auch ein kleinerer Handwerksbetrieb allerlei Personalkosten bedingt und es mag dabei weiter auffallen, daß von den bezahlten Löhnen in Höhe von 23052,— DM allein 4618,05 DM als Hilfs- bzw. unproduktive Löhne angesehen wurden. Das sind allein rd. 26% der wirklichen produktiven oder Fertigungslöhne. Es ist verständlich, daß dieser Lohnanteil es angezeigt erscheinen läßt, ihn etwas unter die Lupe zu nehmen. Die an den Lehrling gezahlte Erziehungsbeihilfe in Höhe von 900,— DM ist verständlich und ebenso ist die Hälfte des Lohnes für die Aufwartung als Hilfslohn anzuerkennen, da sie ja für die Reinigung der Kundenräume verursacht wurden. Was nun die fachlichen Mitarbeiter in der Werkstatt anbetrifft, die ja fast ausschließlich für die Fertigung arbeiten, ist es angebracht, einmal die produktiven und unproduktiven Arbeitszeiten aufzuschlüsseln. Die nachstehende Aufstellung gibt uns hierzu ein aufschlußreiches Bild:

a) Für die im Stundenlohn beschäftigten Mitarbeiter gelten:
1 Woche = 45 Arbeitsstunden und für
1 Jahr = 52 Lohnwochen mal 45 Lohnstunden = 2340 Stunden

b) Als unproduktive Zeiten sind anzusehen:

1. Neujahr	7,5 Stunden
2. Karfreitag	7,5 Stunden
3. Zweiter Ostertag	7,5 Stunden
4. Feiertag der 1. Mai	7,5 Stunden
5. Himmelfahrt	7,5 Stunden
6. Zweiter Pfingsttag	7,5 Stunden
Übertrag	45,0 Stunden

	Übertrag 45,0 Stunden
7. Feiertag des 17. Juni	7,5 Stunden
8. Buß- und Bettag	7,5 Stunden
9. Weihnachten 25. 12.	7,5 Stunden
10. Weihnachten 26. 12.	7,5 Stunden
11. Heiligabend-Frühschluß	4,0 Stunden
12. Silvester-Frühschluß	4,0 Stunden
	zusammen 83,0 Stunden

ferner:
Jahresurlaub, mindestens 2 Wochen . . . . 90,0 Stunden
ferner:
betriebliche Arbeiten, wie Arbeitsplatz sauber halten, Maschinen reinigen, Werkzeuge schleifen, Schleifkegel aufleimen u. v. a. rund 3 Std. pro Woche = 3 mal 52 Stunden, zusammen . . . . 156,0 Stunden

danach unproduktive . . . . = 329,0 Stunden

als Durchschnitt anzusehen.

Zusammenstellung:			
Jahresdurchschnitt	= 2340	Lohnstunden	100%
davon produktiv	2011	Lohnstunden	85,94%
davon unproduktiv	329	Lohnstunden	14,06%

c) Für den Handwerksmeister kann eine Norm hierzu nicht gestellt werden, weil er kaum eine 45 stündige Arbeitswoche in Anspruch nehmen kann.

Kalkulationsmäßig ist es unbedingt notwendig, seine Teilnahme an der Fertigung zeit- und wertmäßig zu erfassen, wie dies auch für Mitarbeiter im Angestelltenverhältnis erforderlich ist, wenn sie unmittelbar bei der Fertigung mitwirken.

Es ist für den Handwerksmeister und auch für seinen Mitarbeiter beachtlich, zu wissen, daß der in der Werkstatt an sich nur mit der Fertigung beschäftigte fachliche Mitarbeiter mit rund 14—15% seiner Arbeitszeit als unproduktiv angesehen werden muß. Der Geldeswert dieser unproduktiven Zeiten findet seinen Niederschlag in den Gemeinkosten der Fertigung, bzw. der Verwaltung u. a. Kostenstellen. Im Endeffekt wird festgestellt, daß von insgesamt 31572,— DM nur 17652,80 DM für die eigentliche Fertigung (produktive Leistung) und 2160,— DM für den Ladenverkauf als direkte Kosten ausgewertet werden konnten.

In der Lohn- und Gehalt-Aufteilung zur Kostenrechnung werden auch die sozialen Beiträge (Beiträge zur Krankenversicherung, Arbeitslosenversicherung und Alters- und Invalidenversicherung) aufgezeichnet, die der Arbeitgeber nach dem Gesetz zu entrichten hat. In dem hier gezeigten Beispiel betragen sie 11,5% des Lohnes, wie es 1957 in Berlin vorgeschrieben war.

Bei der Aufteilung der Lohn- und Gehaltkosten sowie der sozialen Beiträge wird weiter der kalkulatorische Meister- oder Unternehmerlohn und die auf diesen entfallenden sozialen Beiträge erwähnt. Hierüber wird später einiges zu sagen sein.

Ein weiteres und interessantes Bild zeigt die Aufschlüsselung der indirekten Kosten (Gemeinkosten) für mehrere Kostenstellen; wie sie im Laufe des Geschäftsjahres verursacht bzw. benötigt wurden und wie sie aufzuteilen waren, um der Betriebsabrechnung zu dienen.

Aufschlüsselung der indirekten Kosten (Gemeinkosten);

Kostenarten	Fertigungsgemeinkost. Betriebsunkosten	Verwaltung-Geschäftsunkosten	Reklame Werbung	Laden-Verkauf
A. Soziale Beiträge	2984,40	484,44	0,—	247,92
—Meisteranteil	570,—	285,—	0,—	0,—
B. Raumkosten (Miete-Heizung)				
Betriebsräume = 230 qm . .	4600,—			
Ladenraum = 30 qm . .				600,—
Büro = 20 qm . .		400,—		
	4600,—	400,—		600,—
C. Allgemeine anteilige Kosten:				
1. Fahr- und Botengelder . .	40,—	225,—	150,—	0,—
2. Porti-, Fernsprech- u. a. Postgebühren	0,—	720,—	120,—	0,—
3. Gebühren an Polizei . . .	0,—	20,—	0,—	0,—
4. Gebühren an Zollamt . . .	0,—	10,—	0,—	0,—
5. Gebühren an Gericht usw. .	0,—	90,—	0,—	0,—
6. Gebühren an Bank	0,—	120,—	0,—	0,—
7. Gebühren an Patentamt . .	0,—	70,—	0,—	0,—
8. Beitrag an Innung	0,—	350,—	0,—	0,—
9. Beitrag a. Handwerkskammer	0,—	40,—	0,—	0,—
10. Versandkosten	150,—	60,—	0,—	0,—
11. Beitrag an Berufsgenossenschaft	160,—	20,—	0,—	0,—
12. Beitrag an Familienausgleichskasse	200,—	25,—	0,—	0,—
13. Unterstützungen	120,—	0,—	0,—	0,—
14. Bürobedarfsartikel	30,—	550,—	0,—	0,—
15. Fachzeitungen, Bücher . .	35,—	145,—	0,—	0,—
16. Versicherungsprämien . . .	160,—	150,—	0,—	0,—
17. Betriebsverbandskasten . .	80,—	25,—	0,—	0,—
18. Schilder- und Kinowerbung	0,—	350,—	500,—	0,—
19. Reklame- und Werbeartikel	0,—	0,—	300,—	0,—
Übertrag	975,—	2970,—	1070,—	0,—

Kostenarten	Fertigungs-gemeinkost. Betriebs-unkosten	Verwaltung-Geschäfts-unkosten	Reklame Werbung	Laden-Verkauf
Übertrag	975,—	2970,—	1070,—	0,—
20. Werbedrucksachen	0,—	0,—	545,—	0,—
21. Firmenabziehbilder	0,—	100,—	0,—	0,—
22. Leihwäsche (Kittel usw.) .	100,—	100,—	0,—	0,—
23. Ausgaben für Belegschafts-veranstaltungen	100,—	50,—	0,—	0,—
24. Insertionskosten	0,—	30,—	200,—	0,—
25. Zeitungen	0,—	25,—	0,—	0,—
26. Kraft- und Lichtstrom . .	600,—	100,—	50,—	0,—
27. Maschinenreparaturen . .	520,—	0,—	0,—	0,—
28. Werkzeugersatz	400,—	0,—	0,—	0,—
29. Zeichnungen/Fotokopien .	35,—	0,—	0,—	0,—
30. Fensterreinigungskosten .	60,—	20,—	10,—	0,—
31. Versuche	30,—	0,—	0,—	0,—
32. Reinigungsmaterialien . .	60,—	20,—	0,—	0,—
33. Kosten für Gutachten . . .	0,—	100,—	0,—	0,—
34. Reisekosten	0,—	120,—	0,—	0,—
35. Berufsausbildung	0,—	100,—	0,—	0,—
36. Bewirtung von Kunden . .	0,—	250,—	0,—	0,—
37. Blumenspenden	0,—	50,—	0,—	0,—
zusammen	2880,—	4035,—	1875,—	0,—
D. Gewerbliche Steuern (außer Umsatzsteuer) . . .	0,—	2100,—	0,—	0,—
E. Zinsen für Fremdkapital (ERP-Kredit 12000,—) . .	0,—	600,—	0,—	0,—
F. Kraftwagenbetriebskosten: Garagenmiete, KF-Steuer, Haftpflicht-, Insassen- und Kasko-Versicherungsprämie, Betriebsstoffe, Reparaturen und sonstige Unterhaltungskosten insgesamt . . 2400,— —10% für Privat . . 240,—	0,—	2160,—	0,—	0,—
G. Abschreibungen:				
10% auf Maschinen	1000,—			
5% auf Betriebs- und Geschäftseinrichtungen . .	500,—	200,—	0,—	0,—
20% auf Werkzeuge	500,—	0,—	0,—	0,—
20% auf Kraftwagen		1000,—	0,—	0,—
Insgesamt	2000,—	1200,—	0,—	0,—

Nicht enthalten in dieser Aufgliederung sind die Bewegungen auf dem Waren-Konto. Wird nur ein allgemeines Waren-Konto (Nr. 30) geführt, dann dürfte dies in seinen Endzahlen wie folgt aussehen:

Konto Nr. 30: Allgemeines Waren-Konto

1957		Soll	1957	Haben
1. Januar	Vortrag des Inventurbestandes	5 000,—	Materialverbrauch:	
			Fertigungsmaterial . . .	22 660,—
1. 1. bis 31. 12.	Materialeinkauf . .	37 660,—	Verkaufsartikel für den Ladenverkauf	8 800,—
			Betriebsmaterial	2 200,—
			31. 12. Bestand.	9 000,—
	DM	42 660,—	DM	42 660,—

Aus dem systematisch gesammelten Zahlenmaterial der Kostenrechung wird die Betriebsrechnung für das ganze Geschäftsjahr erstellt. Besonders wichtig hierbei ist, daß die Tätigkeit des Handwerksmeisters in seinem Betriebe ausgewertet wird, was allerdings in der Geschäftsbilanz eines Unternehmens nicht zum Ausdruck kommt. Für die genaue Kostenrechnung ist jedoch diese Auswertung außerordentlich wichtig, denn sie beeinflußt die Höhe der prozentualen Zuschläge auf die produktiven Lohnkosten (Fertigungskosten). So lange der Handwerksmeister im Betriebe zu einem bestimmten Teile mitarbeitet — und das wird ja wohl überall in einem Betriebe der beschriebenen Art der Fall sein — wird seine Mitwirkung im Fertigungsprozeß wertmäßig erfaßt werden müssen. Allerdings ist hinsichtlich der Höhe des Lohnes für den Handwerksmeister (Unternehmerlohn) zu beachten, daß z. B. bei der Vergebung öffentlicher Aufträge und nach den Leitsätzen für die Preisermittlung der öffentlichen Aufträge folgende Vorschrift zu beachten ist:

Nr. 24 (3) Der kalkulatorische Unternehmerlohn ist unabhängig von den tatsächlichen Entnahmen des Unternehmers in der Höhe des durchschnittlichen Gehaltes eines Angestellten mit gleichwertiger Tätigkeit in einem Unternehmen gleichen Standorts, gleichen Geschäftszweiges und gleicher Bedeutung oder mit Hilfe eines anderen objektiven Leistungsmaßstabes zu bemessen. Die Größe des Betriebes, der Umsatz und die Zahl der in ihm tätigen Unternehmer sind zu berücksichtigen.

Wenn eine Mitarbeit des Handwerksmeisters in seinem Betriebe nicht vorhanden ist, muß auch die Betriebsrechnung entsprechend aufgestellt werden. Im nachstehenden Beispiel der Betriebsrechnung des beschriebenen Handwerksbetriebes wurde der Unternehmerlohn in Höhe von 9000 DM für das Geschäftsjahr 1957 berechnet und entsprechend der Leistung anteilig für Kostenstellen (Fertigung/Werkstatt, Fertigungsgemeinkosten und Verwaltungsgemeinkosten) aufgeschlüsselt.

Betriebsrechnung für das Jahr 1957

Kostenarten	Werkstatt	Verwaltung	Vertrieb	Ladenverkauf
A. Fertigungsmaterial	22 000,—	0,—	0,—	8 800,—
+ 3% Kleinmaterial	660,—			
+ fremde Leistungen	1 200,—			
= Fertigungsmaterial	23 860,—	0,—	0,—	8 800,—
B. Fertigungslöhne und Gehälter (produktive Löhne)	17 652,80			
Kalkulierter Meisteranteil ⅓ von 9000,— DM	3 000,—			
= A + B Herstellungskosten	44 512,80	0,—	0,—	8 800,—
C. Gemeinkosten (Indirekte Kosten)				
1. Hilfslöhne und Gehälter (unproduktive Löhne)	6 778,05	4 981,15	0,—	2 160,—
Kalkulierter Meisteranteil	3 000,—	3 000,—	0,—	0,—
2. Soziale Beiträge	2 984,40	484,44	0,—	247,92
Kalkulierter Meisteranteil	570,—	285,—	0,—	0,—
3. Betriebsmaterialien	2 200,—	0,—	0,—	0,—
4. Allgemeine Unkosten	2 880,—	4 035,—	1 875,—	0,—
5. Raumkosten	4 600,—	400,—	0,—	600,—
6. Gewerbliche Steuern	0,—	2 100,—	0,—	0,—
7. Kraftwagenbetriebskosten	0,—	2 160,—	0,—	0,—
8. Zinsen für Fremdkapital	0,—	600,—	0,—	0,—
9. Abschreibungen	2 000,—	1 200,—	0,—	0,—
	25 012,45	19 245,59	1 875,—	3 007,92
85% Werkstattumsatz . 95 000,—				
15% Ladenverkauf . . 16 750,—				
Gesamtumsatz DM 111 750,—				
Anteilige Verwaltungs- und Vertriebskosten für den Ladenverkauf = 15%		—2 886,94	— 281,25	+ 3 168,19
= Gemeinkosten DM	25 012,45	16 358,65	1 593,75	6 176,11
A. Fertigungsmaterial	23 860,—			8 800,—
B. Fertigungslöhne (produktive)	20 652,80			
C. Gemeinkosten (121%)	25 012,45			6 176,11
+ Verwaltungskosten (79,2%)	16 358,65	= 42 964,85 = rd. 208% Zuschlag auf den Fertigungslohn zu B.		
+ Vertriebskosten (7,7%)	1 593,75			
= A—C = Gestehungskosten	87 477,65			14 976,11
Werkstattumsatz	95 000,—	Ladenumsatz		16 750,—
Gewinn DM	7 522,35	Gewinn DM		1 773 89
=	7,91%	=		10,6%

Diese Betriebsrechnung zeigt im Endergebnis, daß bei einem

Werkstattumsatz von 95000 DM ein Gewinn mit 7522,35 DM = 7,9 %
Ladenumsatz von 16750 DM ein Gewinn mit 1773,89 DM = 10,6 %

erzielt worden ist. Dem steht der Bilanzgewinn in Höhe von 19106,24 DM gegenüber, der im Vergleich mit dem Gesamtertrag rd. 17,1% beträgt. Man erkennt also sehr leicht, wie notwendig die Betriebsrechnung ist, denn in dem Bilanzgewinn von 17,1 % sind ja

a) die Arbeitsleistung des selbständigen Handwerksmeisters,

b) die Verzinsung des eingesetzten Eigenkapitals und

c) das Unternehmerwagnis, also das Risiko für das Unternehmen

nicht berücksichtigt worden! Man kann also auch den in der Betriebsrechnung ausgewiesenen Gewinn in Höhe von 7522,35 + 1773,89 DM, zusammen = 9296,24 DM nicht als einen reinen Gewinn ansehen, denn das eingesetzte Eigenkapital in Höhe von rd. 20000 DM kann eine zeitgemäße Verzinsung beanspruchen, die mit rd. 6% = 1200 DM nicht zu hoch angesetzt ist. Hinsichtlich der Verzinsung des notwendigen Eigenkapitals sagt der Gesetzgeber in den Leitsätzen für die Preisermittlung auf Grund von Selbstkosten zur Verordnung PR Nr. 30/53 über die Preise bei öffentlichen Aufträgen:

III. Bestandteile des Selbstkostenpreises unter Nr. 43 Bemessung der Zinsen:

(1) Für die Bereitstellung des betriebsnotwendigen Kapitals können kalkulatorische Zinsen angesetzt werden. Sie sind in der Betriebsrechnung gesondert anzuweisen.

(2) Für kalkulatorische Zinsen ist ein Satz anzusetzen, der den Diskontsatz der Landeszentralbanken um einen vom Bundesminister für Wirtschaft im Einvernehmen mit dem Bundesminister für Finanzen festzusetzenden Zuschlag übersteigt.

Weder in der Geschäftsbilanz noch in der Betriebsrechnung haben wir das Unternehmerwagnis oder sagen wir das Risiko des selbständigen Handwerksmeisters als Unternehmer berücksichtigt. Ein solches kann nicht immer auf die Gewinnseite gebucht werden und wenn es zahlenmäßig gering ist oder gar auf der Verlustseite der Betriebsrechnung erscheint, ist es ein lautes Alarmsignal für erhöhte Wachsamkeit im Betriebsgeschehen. Wie wichtig das Unternehmerwagnis auch vom Gesetzgeber hinsichtlich der Preise für öffentliche Aufträge genommen wird, mag daraus hervorgehen, daß unter den kalkulatorischen Kosten die Abgrenzung, Verrechnung, Ermittlung der kalkulatorischen Wagniskosten und der Nachweis solcher Kosten in vier Leitsätzen behandelt werden. So wird das Unternehmerwagnis unter Nr. 47 wie folgt abgegrenzt:

(1) Wagnis (Risiko) ist die Verlustgefahr, die sich aus der Natur des Unternehmers und seiner betrieblichen Tätigkeit ergibt.

(2) Wagnisse, die das Unternehmen als Ganzes gefährden, die in seiner Eigenart, in den besonderen Bedingungen des Wirtschaftszweiges oder in wirtschaftlicher Tätigkeit schlechthin begründet sind, bilden das allgemeine Unternehmerwagnis.

(3) Einzelwagnisse sind die mit der Leistungserstellung in den einzelnen Tätigkeitsgebieten des Betriebes verbundenen Verlustgefahren.

Über die Verrechnung sagt Leitsatz Nr. 48

(1) Das allgemeine Unternehmerwagnis wird im kalkulatorischen Gewinn abgegolten.

(2) Für die Einzelwagnisse können kalkulatorische Wagniskosten (Wagnisprämien) in die Kostenrechnung eingesetzt werden. Betriebsfremde Wagnisse sind außer Betracht zu lassen. Soweit Wagnisse durch Versicherungen gedeckt oder eingetretene Wagnisverluste durch Versicherungen gedeckt oder eingetretene Wagnisverluste in anderen Kostenarten abgegolten sind, ist der Ansatz von Wagniskosten nicht zulässig.

Die Höhe der Wagniskosten ist oft recht schwer festzusetzen, selbst wenn man für die Bemessung die Erfahrungen eines mehrjährigen Zeitabschnittes zugrunde legt. So wird denn auch unter Nr. 49 (1) gesagt:

Fehlen zuverlässige Unterlagen, so sind die kalkulatorischen Wagniskosten sorgfältig zu schätzen.

Bei dem hier gegebenen Beispiel handelt es sich um das Unternehmen eines Handwerksmeisters im Orthopädiemechaniker- und Bandagisten-Handwerk. Dieses Handwerk ist fast ausschließlich an den Lieferungen für die orthopädische Versorgung der Kriegs- und Unfallbeschädigten sowie für die Mitglieder der Krankenkassen beteiligt. Hier handelt es sich mehr oder weniger um öffentliche Aufträge, die zwar nicht im Vergabe-(Ausschreibungs-)verfahren, sondern laufend entsprechend des anfallenden Bedarfes an die handwerklichen Lieferer erteilt werden. Die Höhe und der Umfang der Einzelaufträge — denn um solche handelt es sich immer — ist von Anträgen der Versorgungsberechtigten abhängig, die sie bei den versorgenden Stellen (Berufsgenossenschaften, Orthopädische Versorgungsstellen u. a.) auf Grund ihrer gesetzlichen Rechte stellen und über welche ärztlicherseits entschieden wird. Bei der Belieferung der Krankenkassenmitglieder mit orthopädischen Heil- und Hilfsmitteln erfolgt die Auftragserteilung seitens der Sozialversicherungsträger zum größten Teile durch die ärztlichen Verordnungen. Im ganzen gesehen ist es eine Vielzahl von Einzelaufträgen, die auf Grund eines allgemeinen Werkvertrages zugunsten dritter Personen, gegeben werden. Höhe und Umfang der gesamten Aufträge können daher nicht im voraus von den Auftraggebern für einen bestimmten Zeitraum bestimmt werden und schon daraus ergibt sich ein Unternehmerrisiko, das nicht unbeachtlich ist, denn für die Ausführung jedes einzelnen Auftrages bestehen vertraglich vereinbarte Lieferungsbedingungen, die auch genaue Bestimmungen über die Ausführung der bestellten Arbeiten und über Lieferzeiten und Preise enthalten. Der Lieferer ist dadurch gehalten, seinen Betrieb in den Zustand einer ununterbrochenen Fertigungsbereitschaft zu halten, was wiederum bedeutet, daß er neben den betrieblichen Einrichtungen auch genügend Arbeitskräfte zur Verfügung halten muß. Zudem ist das Unternehmerwagnis in diesem Handwerk auch dadurch besonders groß, weil der Empfänger der handwerklichen Lieferleistung — nämlich der Versorgungsberechtigten oder das Krankenkassenmitglied — durch seine gesetzlichen Rechtsansprüche gegenüber der auftraggebenden Behörde, d. h. dem Versorgungsamt, dem Sozialversicherungsträger usw., das Risiko steigert. So müssen z. B. alle orthopädischen Hilfsmittel für die Kriegsbeschädigten den körperlichen und beruflichen Bedürfnissen des Beschädigten angepaßt sein. Berücksichtigt man hierzu den Umstand, daß jedes technische Hilfsmittel am lebenden Menschenkörper zugepaßt werden muß und jeder Mensch in seinen körperlichen und beruflichen Bedürfnissen unterschiedliche Ansprüche stellt, dann mag der Leser erkennen, wie groß das Unternehmerwagnis des Orthopädie-Handwerkers ist. Zweck und Ziel der handwerklichen Leistung ist, dem Beschädigten ein geeignetes technisches Hilfsmittel für die Stützung des versehrten Körpers zu geben und wenn irgend möglich, ihm damit auch die Möglichkeit zu geben, wieder in dem Arbeitsprozeß mitzuwirken. Wenn also das allgemeine Unternehmerwagnis im kalkulatorischen Gewinn abgegolten wird, dann erscheint es bei solchen Spezialanforderungen an den Orthopädie-Handwerksmeister gerechtfertigt, wenn er wegen der besonderen unternehmerischen Leistung in technischer, wirtschaftlicher und organisatorischer Hinsicht einen Leistungsgewinn zusätzlich beansprucht, der seiner Mehrleistung entspricht. Hinsichtlich der Höhe des kalkulatorischen Gewinnzuschlages bestehen keine festen Sätze. So heißt es unter Nr. 52 der Leitsätze für die Preisermittlung auf Grund von Selbstkosten:

(1) Das Entgelt für das allgemeine Unternehmerwagnis ist in einem Hundertsatz (%) vom betriebsnotwendigen Vermögen oder in einem Hundertsatz vom Umsatz oder in einer Summe von zwei solchen Hundertsätzen zu bemessen. Der Bundesminister für Wirtschaft kann hierfür Richt- oder Höchstsätze festlegen.

(2) Ein Leistungsgewinn darf nur berechnet werden, wenn er zwischen Auftraggeber und Auftragnehmer vereinbart wurde.

(3) Den Kostenträgern (absatzbestimmten Leistungen) ist der kalkulatorische Gewinn unmittelbar oder mittels einfacher Schlüssel zuzurechnen.

Hinsichtlich des Geschäftsgewinnes (Verdienst) sagt Treuhanddirektor a. D. F. A. Schmitt im Kalkulations-Universum, Erich Schmidt Verlag Berlin, auf Seite 393/394:

„Der Geschäftsgewinn ist der Aufschlag, der auf die Selbstkosten vorgenommen wird, also der eigentliche Verdienst. Einen festen Gewinnsatz gibt es nicht. Der Gewinn soll vielmehr angemessen sein. Man wird den Zuschlag in der Regel von Fall zu Fall individuell vornehmen und die Nebenumstände berücksichtigen, wie z. B. die besondere Verantwortlichkeit, die auf der Arbeit lastete, das Unternehmerrisiko und Unternehmerwagnis und nicht zuletzt die Zahlungsfähigkeit und Zahlungsbereitschaft des Kunden, die ja grundsätzlich verschieden sind. Im allgemeinen sind Gewinnaufschläge von 10—20% nicht durch Preistreibungs- oder Wucherparagraphen gefährdet."

Kehren wir wieder zu unserem Beispiel zurück, das uns in der Betriebsrechnung einen Gesamtgewinn von 9296,24 DM abzüglich Zinsen für das eingesetzte Eigenkapital in Höhe von 1200 DM, also einen Reingewinn in Höhe von 8096,24 DM zeigt, so müssen wir feststellen, daß dieser bei einem Gesamtumsatz in Höhe von 111750,— DM als bescheiden anzusprechen ist, denn er liegt noch unter der 10% Grenze. Mit einer derartig geringen Verdienstmöglichkeit dürfte das bereits erwähnte Unternehmerwagnis kaum abgegolten werden.

Ich sagte eingangs schon, daß auch der Handwerker an einem formgerechten Aufbau seiner Kalkulation festhalten muß und betonte dabei auch, daß die Kostenrechnung die Grundlage für die richtige Preisberechnung ist, wozu die Betriebsrechnung die Kostensätze festzustellen hat. Wie oft ist der Handwerksmeister in die Lage gesetzt, für diese oder jene Leistung einen Preis zu kalkulieren, der nicht in seiner Preisliste oder in einem Preisverzeichnis verzeichnet ist. Neben dem Aufwand der verschiedenen Werkstoffe und Fertigteile muß er auch die Lohnkosten berechnen. Aber diese beiden Faktoren der Selbstkostenberechnung genügen noch nicht, denn er muß auch die Zuschlagssätze für Betriebs- und Verwaltungsunkosten, d. h. für die Gemeinkosten wissen, mit denen er in seinem Betriebe zu rechnen hat. Das Beispiel unserer Betriebsrechnung zeigt uns, daß die Fertigungslöhne in Höhe von 20652,80 DM einen Zuschlag in Höhe von

121 % für Fertigungsgemeinkosten,
79,2% für Verwaltungsgemeinkosten,
7,7% für Vertriebsgemeinkosten

= 207,9 oder rd. 208% bedingen.

Die Kosten für das Fertigungsmaterial
+ Fertigungslöhne

ergeben = Fertigungskosten
+ obiger Zuschlag auf die Fertigungslöhne

ergeben = Gestehungskosten,

auf welche nunmehr der kalkulatorische Gewinn in Höhe eines Hundertsatzes (%) zuzurechnen ist.

VI. Die Preisberechnung für die Arbeitsstunde

Jeder selbständige Handwerksmeister muß wissen, was und wieviel jede Arbeitsstunde in seinem Betriebe kostet. Gewiß haben die verschiedenen Industrie- und Handwerkszweige für die Berechnung von Arbeitsstunden einheitliche Richtsätze aufgestellt oder auch — wie im Orthopädiemechaniker- und Bandagisten-Handwerk — mit ihren Abnehmern vereinbart. Damit ist nicht gesagt, daß diese Richtsätze mit den wirklichen Selbstkosten + Gewinn in Einklang gebracht werden können. Gerade darum ist es so dringend wichtig, daß der selbständige Handwerksmeister in seinem Betriebe einwandfrei feststellen muß, mit welchem Stundensatz er zu rechnen hat. Bleiben wir bei dem bisher behandelten Beispiel des Betriebes des Handwerksmeisters Feodor Federmann, der in seiner Werkstatt neben zwei Orthopädiemechaniker-Gehilfen noch zwei Bandagistengesellen beschäftigt und selbst zu $\frac{1}{3}$ seiner Arbeitszeit an der Fertigung beteiligt ist.

In Betrieben, wo die Fertigung wie in einem Orthopädiebetrieb durch verschiedene Berufssparten (Orthopädiemechanikern und Bandagisten) durchgeführt wird, kann man die Betriebsrechnung dahingehend ausrichten, daß die Fertigungslöhne sowohl für die Mechanikerwerkstatt als auch für die Bandagistenwerkstatt gesondert erfaßt werden und ebenso müßten dann auch die Fertigungsgemeinkosten geteilt erfaßt werden. Geschieht dies nicht, würde die Preisermittlung für eine Arbeitsstunde der Bandagistenwerkstatt nicht einwandfrei sein. Setzen wir voraus, daß die Bandagistenwerkstatt ebenfalls einen Zuschlag von 208% für Fertigungs- und Verwaltungsgemeinkosten beanspruchen muß, dann würde die Preisberechnung für eine Bandagistenstunde wie folgt aufgestellt werden:

Es wurden beispielsweise im Jahr geleistet:

Bandagist Kurze, Lohnsatz 2,20 mit	2006 Std.	=	4413,20
Bandagist Tietz, Lohnsatz 2,10 mit	2006 Std.	=	4212,60
	4012 Std.	=	8625,80
	ergibt für 1 Stunde	=	2,15
	+ 208% Gemeinkosten		4,47
	= Gestehungskosten		6,62
	+ 15% Gewinnzuschlag		—,99
ergibt den Verrechnungspreis für eine Bandagisten-Arbeitsstunde mit		DM	7,61

Für die Ermittlung des Verrechnungspreises für eine Orthopädiemechaniker-Arbeitsstunde dagegen würde sich folgende Rechnung ergeben:

Orth. Mech. Schneider Lohnsatz 2,30 mit	2006 Std.	=	4613,80
Orth. Mech. Müller Lohnsatz 2,20 mit	2006 Std.	=	4413,20
Unternehmerlohn ⅓ von 9000,— mit	780 Std.	=	3000,—
(2340 Std. davon ⅓ = 780 Stunden)			
(Unternehmer ist Mechaniker)	4792 Std.	=	12027,—
	ergibt für 1 Arbeitsstunde		2,51
	+ 208% Gemeinkosten		5,22
	= Gestehungskosten		7,73
	+ 15% Gewinnzuschlag		1,16
ergibt den Verrechnungspreis für eine Orth.-Mechaniker-Arbeitsstunde mit		DM	8,89

In der Praxis wird es bei den meisten kleineren und mittleren Betrieben kaum möglich sein, den Verrechnungspreis für eine Arbeitsstunde nach den verschiedenen Berufssparten zu berechnen. Man wird den Stundenpreis einheitlich für den ganzen Betrieb festsetzen und dann würde sich für das herangezogene Beispiel die Ermittlung des Preises wie folgt stellen:

a) Fertigungszeiten der Bandagisten wie vor	= 4012 Std.	=	8625,80
b) Fertigungszeiten der Orth.-Mechaniker wie vor	= 4792 Std.	=	12027,—
	8804 Std.	=	20652,80
	ergibt für eine Arbeitsstunde		2,35
	+ 208% Gemeinkosten	=	4,89
			7,24
	+ 15% Gewinnzuschlag		1,09
ergibt den Verrechnungspreis für eine Arbeitsstunde mit . .		DM	8,33

Im Orthopädie-Handwerk wird ein fester Preis als Entgelt für eine Arbeitsstunde mit dem Preislisten-Vertragspartner vereinbart. In diesem Preis ist der Fertigungslohn zuzüglich eines Zuschlages für die Fertigungs- und Verwaltungsgemeinkosten + Gewinnzuschlag für eine Arbeitsstunde, wie sie dem Kalkulationsschema für die Preisliste zugrunde gelegt wurde, enthalten. Inwieweit das so listenmäßig vereinbarte Entgelt für eine Arbeitsstunde mit dem wirklichen Verrechnungspreis der an diesen Lieferungen beteiligten Betriebe in Einklang gebracht werden kann, hängt in erster Linie davon ab, welche Arbeitsvorgänge im Kalkulationsschema der vereinbarten Preisliste als Fertigungszeiten (produktive Leistungen) und welche als Gemeinkostenzeiten angesehen werden. In der Vergangenheit wurde z. B. im Orthopädie-Handwerk die Auffassung vertreten, daß die Arbeitszeiten für die Maßnahme (Fertigung des Gipsbindenabdruckes und Herstellung der Maßskizze u. a.) und für das Anproben des Gegenstandes am Körper des Kunden in jedem Auftragsfalle unterschiedlich seien und als nicht meßbare Arbeitszeiten den Fertigungsgemeinkosten zugerechnet werden müßten. Die Grundkalkulationen der Reichspreisliste enthalten daher auch diese genannten Arbeitszeiten nicht. Nach den betriebswirtschaftlichen Grundsätzen ist es erfahrungsgemäß richtiger, wenn alle direkten Kosten für die Fertigung kalkulationsmäßig der Kostenstelle zugerechnet werden, die sie verursacht hat und für welche sie aufgewendet wurden. Das würde bedeuten, daß im Orthopädie-Handwerk, wo die Fertigung so vielseitig und von einer Reihe vorher nicht bestimmbarer Komponenten abhängig ist, auch die anfallenden Arbeitszeiten für die Maßnahme und für die Anproben und Anpassungen am Körper des Kunden kalkulatorisch als direkte Lohnzeiten der Fertigung zugerechnet werden müßten. Das zu entscheiden ist aber Sache der beiden Vertragspartner, wenn sie ein einheitliches Kalkulationsschema für eine Preisliste vereinbaren.

Der Vollständigkeit halber sei hier noch der Preis für eine Maschinenstunde erwähnt. Darunter verstehen wird das Entgelt für die Stundenleistung einer Maschine, einschl. ihrer Bedienung durch eine für diese Maschine vorgesehene Arbeitskraft. Es gibt in der Industrie und auch in größeren Handwerksbetrieben Arbeitsleistungen, die einen geringen Arbeitslohn und einen großen Aufwand an anderen Kosten bedingen, weil sie eine reine Maschinenarbeit darstellen. Solche können sein:

a) Dreh- und Fräsarbeiten, b) Bohrarbeiten, c) Sägearbeiten,

die vom Kunden als reine Lohnarbeit bestellt werden und bei denen das Material bzw. das zu bearbeitende Werkstück dem Lieferanten angeliefert wird. Hier wird es notwendig sein, daß der Lieferant mit einem Maschinenpreis rechnet, der alle an einer solchen maschinellen Leistung entstehenden Kosten berücksichtigt. Hier muß neben dem Anschaffungspreis für die Maschine deren Lebensdauer bei entsprechendem Einsatz für solche Lohnaufträge in Betracht gezogen werden, was einen entsprechenden Amortisationssatz bedingt und weiter muß angerechnet werden, welche Kosten für Strom und Zählergrundgebühr entstehen, wenn die Maschine eine Stunde in Betrieb gesetzt ist. Ebenso müssen die Werkzeugkosten angerechnet werden, die ausschließlich bei dieser Maschine eingesetzt werden müssen. Dann erst wird man den Arbeitslohn der Maschinenbedienung aufrechnen und dabei den Zuschlag für die allgemeinen Gemeinkosten zurechnen. Im Endeffekt wird bei einer genauen Kalkulation des Preises für eine Maschinenstunde festgestellt werden müssen, daß dieser ganz beträchtlich höher ist als der allgemein errechnete Verrechnungspreis für eine handwerkliche Arbeitsstunde.

VII. Die methodische Vor-(Preis-)Kalkulation

Im Volksmunde hört man öfters die Meinung: Der Preis regelt sich nach Bedarf und Nachfrage! Das mag hier und dort im Handel zutreffen, wenn es sich um Fertigartikel handelt, die hinsichtlich ihres Absatzes von der jeweiligen Wirtschaftslage abhängig sind. Im Handwerk dagegen handelt es sich fast immer um Arbeitsleistungen, für welche ein erheblicher Lohnaufwand verursacht wurde, der seinen Niederschlag in dem Verkaufspreis findet. Das ist nicht nur bei großen Objekten (Baugewerbe usw.) sondern auch bei kleinen und Einzelaufträgen der Fall. Immer aber muß der Handwerker als Lieferer solcher Leistungen kalkulieren und zwar steht er vielfach vor der Aufgabe, vorerst ein Preisangebot aufzustellen, das die Unterlage für die weiteren Preisverhandlungen geben soll. Auch dort — wie im Orthopädie-Handwerk — wo ein einheitliches Preiswesen besteht, müssen die zu vereinbarenden Preise vorher genauestens kalkuliert werden. Hier ist es nicht der einzelne an die Lieferungen beteiligte Handwerker, sondern die von der Organisation bestimmte Preiskommission, die für diesen Handwerkszweig die Arbeiten der Vorkalkulation vornimmt.

Im Handelsgeschäft — überhaupt bei der Veräußerung fertiger Gegenstände — ist die Vor- oder Preiskalkulation einfacher, als in der Industrie und im Handwerk. Hier bildet der Einstandspreis des Verkaufsartikels den Ausgangspreis, auf welchen dann die Zuschläge für den Vertrieb und Gewinn zugerechnet werden. Die Zuschläge werden dort ebenso ermittelt wie bei einem Fertigungsbetrieb. Die Ermittlung des Verkaufspreises ist also einfach zu nennen und dürfte meistens wie folgt aussehen:

a) Einstandspreis für den Gegenstand	.... DM
+ Zuschlag für Geschäftsunkosten (und wenn besonders erfaßt)	.... DM
+ Zuschlag für Vertriebskosten	.... DM
Gestehungspreis	.... DM
+ Gewinn	.... DM

Bei Handelswaren, deren Verkaufspreis vom Hersteller bestimmt wird, muß der Verkäufer prüfen, ob der ihm vom Hersteller zugebilligte Wiederverkaufsrabatt ausreicht, nicht nur die anfallenden Unkosten für seine Geschäfts- und Vertriebskosten zu decken, sondern auch einen angemessenen Gewinn zuläßt. Man sieht also, daß auch im Handelsgeschäft gewisse Kalkulationsarbeiten notwendig werden, ehe der Gegenstand zum Verkauf gestellt wird.

In der Industrie handelt es sich meistens um große Objekte und auch Projekte, wo für die Vor-(Preis-)Kalkulation nur die besten Kräfte eingesetzt werden, denen für die Ermittlung der voraussichtlichen Herstellungskosten ein gut durchkonstruierter Verwaltungsapparat zur Verfügung steht. Hier stehen Konstrukteure, Techniker und Werkmeister bereit, die für diese verantwortliche Arbeit ihre Gedanken zu Papier bringen müssen. Da werden Zeichnungen angefertigt und Berechnungen angestellt, die nicht nur aus den wissenschaftlichen Erkenntnissen sondern auch aus den praktischen Erfahrungen gesammelt sind. Die so aufgestellten Unterlagen werden dann von der Verwaltung in Geldeswert umgerechnet und das Ergebnis bildet dann mit allen Zuschlägen die Grundlage für den sogenannten Offertpreis, also den Preis, der den Interessenten zur Auftragserteilung veranlassen soll.

Ich sagte schon einmal, daß es beim Handwerksbetrieb nicht anders ist und auch nicht anders sein kann, denn er ist auch ein Fertigungsbetrieb, nur kleiner, vielleicht auch ganz klein — aber auch er muß kalkulieren können und dazu muß er genau rechnen!

Die Vor-(Preis-)Kalkulation unterteilen wir in

a) die technische Kalkulation und
b) die kaufmännische Kalkulation.

Das System beider Kalkulationen wird immer das gleiche sein, und zwar obliegt der technischen Kalkulation

1. die Niederschrift über die konstruktive Gestaltung des für eine Fertigung vorgesehenen Gegenstandes bzw. für die als Auftragsobjekt vorgesehene Arbeitsleistung,
2. Die Herstellung der sich daraus ergebendenden Berechnungsunterlagen, und zwar
   a) die Aufstellung der Stückliste über die für die Fertigung des Gegenstandes oder für die Durchführung der Arbeitsleistung notwendigen Materialien und Halb- oder Fertigteile,
   b) die Aufstellung aller Fertigungsvorgänge, aufgegliedert in die einzelnen Arbeitsvorgänge, und zwar beginnend bei der 1. Kostenstelle, die von der Fertigung beansprucht wird und endend beim letzten Arbeitsgang der Fertigung,
   c) die Aufstellung etwaiger fremder Leistungen, die nicht im eigenen Betriebe erstellt werden können.

Die kaufmännische Kalkulation erstreckt sich auf die Auswertung der von der technischen Kalkulation erstellten Kalkulationsunterlagen zu a) bis c), die als die Umwertung der sachlichen und personellen Aufwendungen in Geldeswert anzusehen ist. So werden

1. die in der Stückliste ermittelten Mengen und Arten der voraussichtlich für die Fertigung notwendigen Materialien und Halb- bzw. Fertigteile mit den Einstandspreisen berechnet. Das Ergebnis zuzüglich eines etwaigen Zuschlages für Materialgemeinkosten ergibt die Materialkosten,
2. die einzelnen Fertigungsvorgänge (Arbeitsgänge) hinsichtlich der voraussichtlich für die Fertigung notwendigen Arbeitszeiten mit dem anfallenden Lohn berechnet. Das Ergebnis sind die Fertigungslöhne, die verursacht werden,
3. die Zuschläge für die anteiligen Fertigungsgemeinkosten (Betriebsunkosten, auf die Fertigungslöhne zugerechnet,
4. die Zuschläge für die anteiligen Verwaltungs- und Vertriebsgemeinkosten (Geschäftsunkosten) auf die Fertigungslöhne zugerechnet.

Die zu 1—4 errechneten Beträge ergeben in ihrer Gesamtheit die Selbstkosten oder den Herstellungspreis. Auf diesen Preis sind dann die kalkulatorischen Zuschläge für Unternehmerwagnis und Gewinn hinzuzurechnen.

Der Handwerksmeister ist für die Durchführung seiner technischen und kaufmännischen Kalkulationsarbeiten mehr oder wenig ganz auf sich allein angewiesen und das bedeutet nichts anderes, daß er auf Grund seiner Kenntnisse und Fähigkeiten auf dem technischen Gebiete seines Handwerks und seinem Wissen auf dem Gebiete der Betriebswirtschaft fachpsychologisch denken und rechnen muß, wenn er richtig kalkulieren will.

Wie der Konstrukteur oder der Techniker muß auch er vor seinem geistigen Auge das Bild des zu fertigenden Gegenstandes erstehen lassen, und dieses kann und muß ihm Richtung und Anhalt geben, seine Rechnung richtig und vollständig aufzustellen. Für die Errechnung der notwendigen Materialien wird er sich hinsichtlich der Mengenberechnung einschlägiger Tabellen bedienen, wie sie für die verschiedenen Gewerbe aufgestellt sind. Die Liste der spezifischen Gewichte (siehe Anhang) ermöglicht es ihm, die Gewichtsmengen handelsüblicher Werkstoffe leicht und sicher festzustellen. Selbstverständlich muß auch der Handwerksmeister die vier Grundrechnungsarten und ebenfalls die Bruchrechnung beherrschen. Er muß wissen, welche Werkstoffe nach Gewicht, welche nach Fläche und welche nach Inhalt berechnet werden müssen.

Besonders wichtig ist ferner ein gutes Wissen über die Verschnittquoten, die sich bei der Fertigung ergeben. So sagen schon die gesetzlichen Vorschriften für die Berechnung der Materialmengen:

„Als Verbrauch ist die Einsatzmenge je Stoffart einschließlich des bei normalen Fertigungsbedingungen entstehenden Verarbeitungsabfalles (Verschnitt- bzw. Späne) oder einschließlich des Zuschlages für Ausschuß beim Einbau anzusetzen."

Die praktischen Erfahrungen haben ergeben, daß der Verarbeitungsabfall — also der Verschnitt bzw. die Späne recht unterschiedlich ist. So rechnet man bei den verschiedenen Metallen mit einem Abfall von 15—20%, der z. B. bei Matrizenverfahren bis auf 40% ansteigt, wobei der Ausschuß berücksichtigt ist. Nebenbei sei hier bemerkt, daß der höhere Verschnittabsatz oft besser ist als der höhere Zeitaufwand, der einen geringeren Verschnitt ermöglichen könnte. Recht bemerkenswert ist der Verschnitt bei Holz. So rechnet man bei besten Hölzern mit einem Verschnitt von 20—25%, ja bei Nachkriegshölzern sind Quoten von 30% und mehr durchaus nicht selten. Handwerkszweige, wie z. B. das Orthopädiemechaniker- und Bandagistenhandwerk, die viele Arten von Leder für Bandagen und Prothesen verarbeiten, werden feststellen müssen, daß bei Leder der Verschnittabfall recht beträchtlich sein kann.

Beispiel:

1 Fell Futterleder = Größe 7^3 qfs. = 7200 qcm (engl. qfs.)

	Posten der Liste	Papiermodell netto	49% Verschnitt	Einsatzmenge	Listenkalkulation
1 Oberarmschaft-Futter 34×34=	(688)	1156 qcm	566 qcm	1722 cm	1393,5
1 Unterarmschaft-Futter 33×25 cm = ...	(683)	825 qcm	403 qcm	1228 cm	929,0
1 desgleichen 31×25=	(683)	775 qcm	380 qcm	1155 cm	929,0
1 Kurzstumpfpolster 16×15=	(1673)	240 qcm	117 qcm	357 qcm	371,0
1 Oberarmmanschette 37×22=	(687)	814 qcm	399 qcm	1213 qcm	1161,0
1 Oberarmhülse 28×17 cm = ...	(687)	476 qcm	233 qcm	709 qcm	1161,0
1 Achselleder 10×10=	(wie 904b)	100 qcm	49 qcm	149 qcm	155,0
1 Achselleder 12×11=	(wie 904b)	132 qcm	64 qcm	196 qcm	155,0
1 Achselwulstleder 35×9=	(878)	315 qcm	154 qcm	469 qcm	232,5
		4833 qcm	2365 qcm	7198 qcm	6487,0

Dieses der Praxis entnommene Beispiel läßt folgende Auswertung zu:

a) die Gesamtfläche des Felles (Maschinenmaß) ist. . . . . . 7200 qcm

b) die Gesamtflächen der verschiedenen Schablonenflächen, die der Fertigung dienen ergeben . . . . 4833 qcm

c) der Unterschied zwischen beiden ergibt mit . . . . 2367 qcm den Abfall bzw. Verschnitt und das sind rd. 49% der Schablonenmengen. Eine andere oder günstigere Nutzungsmöglichkeit ist nicht gegeben.

Die Einsatzmenge mit 7198 qcm mit der Menge in der Preislistenkalkulation (6487 qcm) in Vergleich gestellt, zeigt, daß man als durchschnittliche Verbrauchsmenge rund 11% weniger angesetzt hat, woraus gefolgert werden müßte, daß das aus der Praxis erstellte Beispiel in den Einzelmengen Maximalgrößen aufweist, was nicht anzunehmen ist. Richtiger dürfte vielmehr sein, daß der listenmäßige Verbrauch mit einem zu niedrigen Durchschnitt errechnet worden ist.

Wer viel mit der Lederverarbeitung zu tun hat, wird feststellen müssen, daß hinsichtlich der Flächenberechnung beim Maschinenmaß gegenüber dem Nabelmaß (Länge der Haut in der Mittellinie und Breite in Nabelgegend) bereits mit einem Unterschied von rund 10% zu rechnen ist. Die Maschine mißt außerordentlich genau jede — auch die kleinste — Fläche, während das Nabelmaß die Flächenerrechnung nach den erwähnten Längen und Breiten ermöglicht. Das Mindermaß muß aber der Handwerker bei der Mengenermittlung berücksichtigen.

Oftmals werden auch das Kleinmaterial und die kleinen Zutaten in der Kalkulation vergessen, weil man sie übersehen hat oder ihren geldlichen Wert zu gering einschätzt. Das ist natürlich verkehrt und falsch. Mitunter werden auch fremde Leistungen, wie Vernickeln oder andere Oberflächenbehandlungsarbeiten — die nicht im eigenen Betriebe ausgeführt werden —, nicht in der Kostenberechnung aufgenommen, weil man die verschiedenen Arbeitsvorgänge nicht ausreichend aufgeschlüsselt hat. Die Aufschlüsselung der einzelnen Arbeitsvorgänge muß gründlich und ausführlich vorgenommen werden, damit die Fertigungszeiten genau ermittelt werden können.

An Hand des nachstehenden Beispieles — das ebenfalls der Praxis entnommen wurde, mag der Leser sehen, welche Gedankengänge notwendig werden, um eine genaue Vor-(Preis-)Kalkulation für einen Gegenstand aufzustellen, der als Einzelanfertigung erstmals gefertigt werden soll.

Beispiel:

Ein Arbeitsgerät zum Bedienen der Schaltungs- und Lenkvorrichtung eines Kraftwagens für die Prothese eines rechtsseitigen Armamputierten.

Beschreibung:

Verschiedene Kraftwagenkonstruktionen sind mit Lenkradschaltung ausgestattet, d. h. der Schalthebel für die verschiedenen Gänge des Getriebes befindet sich unterhalb des Lenkrades an der Lenksäule, und zwar nach der rechten Seite zugewendet.

Der rechtsseitig Armamputierte wird beim Schalten das Lenkrad mit der vorhandenen linken Hand halten bzw. führen und den Schalthebel mit der Prothese bedienen müssen. Dazu bedarf er eines Arbeitsgerätes zur Prothese, und zwar derart, daß er damit nicht nur den Schalthebel, sondern auch den Hebel zur Handbremse bedienen und weiter auch das Lenkrad halten und führen kann. Dieses Arbeitsgerät muß in seiner Stellung zu den Schaltungs- und Lenkvorrichtungen auch der Körperhaltung des Amputierten beim Fahren im Kraftwagen zugepaßt sein, damit der Amputierte die nötigen Handgriffe mühelos und ohne irgendeine Behinderung durchführen kann. Nicht zuletzt muß es ein Gerät sein, welches in engster Verbindung mit der Armprothese selbst eine Gewähr dafür gibt, daß der Amputierte das Fahrzeug sicher und ohne jegliche Gefahr für die übrigen Teilnehmer am Straßenverkehr fahren und lenken kann.

Der Konstrukteur hat sich ein Gerät ausgedacht, wie es in nachstehender Abbildung dargestellt wird.

Es besteht aus:

a) dem Steuerkopf, der zwei Öffnungen aufweist. An der linken Seite befindet sich eine kreisrunde Öffnung, die für die Steuerung des Schalthebels vorgesehen ist. Nach innen vergrößert sich die Öffnung, damit bei der Rotation des Schalthebels der in dieser Öffnung ruhende Schalthebelkopf nicht behindert wird. Die untere Öffnung am Steuerkopf — auch kreisrund gehalten — dient zur Aufnahme des Kugelknopfes auf dem Lenkradkranz und des Hebelkopfes am Hebel zur Handbremse.
b) der Führungsstange, die am vorderen Ende mit dem Steuerkopf verbunden ist und am anderen Ende die Verbindung zur Prothese gibt. Die Stellung des Steuerkopfes zur Schalt- bzw. Lenk- und Bremsvorrichtung einerseits und die Körperhaltung des Amputierten beim Fahren des Kraftwagens macht eine Biegung der Führungsstange notwendig.
c) die Verbindung zur Prothese des Amputierten wird entweder durch eine Lochtellerplatte herbeigeführt, wie sie beim Greifarm für das Kugelrastenhandgelenk vorgesehen ist oder mittels eines Normalansatzzapfens herbeigeführt, wie er bisher für die Normalverschlüsse zur Arbeitsprothese dient.

Maße:

a) Steuerkopf:	Breite:	50 mm
	Länge:	45 mm
	Tiefe:	40 mm

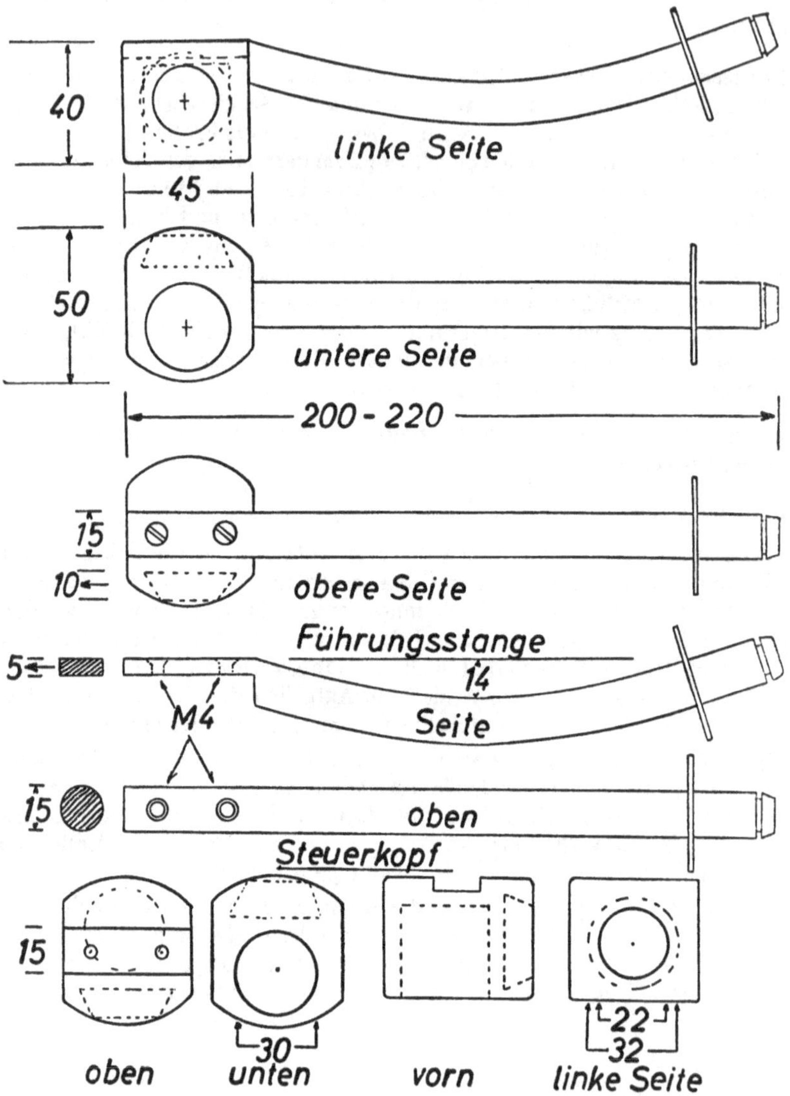

Arbeitsgerät zum Bedienen der Schaltungs- und Lenkvorrichtung eines Kraftwagens für die Prothese eines rechtsseitigen Armamputierten.

a) Steuerkopf: linke Öffnung: Bohrung außen = 22 mm ∅
Bohrung innen = 28 mm ∅
untere Öffnung: Bohrung = 30 mm ∅

b) Führungsstange: Länge = 200—220 mm
Durchmesser: = 15 mm ∅

Stückliste:

a) Steuerkopf: 50 mm Rundmaterial-Aluminium 60 mm ∅
$30 \times 30 \times 3{,}141 \times 50 \times 2{,}73$
$(r \times r \times \pi \times 1 \times$ spez. Gewicht$)$ = rd. 390 g

b) Führungsstange: 220 mm Rundaluminium 15 mm ∅
$7{,}5 \times 7{,}5 \times 3{,}141 \times 220 \times 2{,}73$
$(r \times r \times \pi \times 1 \times$ spez. Gew.$)$ = 110 g

c) Lochtellerplatte: handelsübliches Paßteil

d) Kleinmaterial: 2 Stahlschrauben M 4 versenkt.

Fertigungsvorgänge:

a) Steuerkopf:	1. Material abschneiden (sägen)	20 Minuten
	2. Öffnung für den Kugelknopf anzeichnen, Bohrung ausführen	55 Minuten
	3. Steuerkopf-Rohform geben (sägen) .	70 Minuten
	4. Steuerkopf-Rohform geben (feilen) .	90 Minuten
	5. Öffnung für den Schalthebel anzeichnen (Bohrung ausführen)	60 Minuten
	6. Steuerkopf auf Maß feilen	45 Minuten
	7. Nut für Führungsstange feilen . . .	45 Minuten
b) Führungsstange:	8. Material abschneiden (sägen) . . .	10 Minuten
	9. Führungsstange auf Länge bringen .	20 Minuten
	10. Führungsstange biegen (Form). . .	30 Minuten
	11. vorderes Teil für den Steuerkopf (abflachen und in den Haltenut einpassen)	30 Minuten
	12. Zwei Gewindebohrungen anbringen .	10 Minuten
	13. Führungsstange mit Lochtellerplatte verbinden	20 Minuten
	14. Am Steuerkopf zwei Gewindebohrungen anbringen	20 Minuten
	15. Führungsstange mit Steuerkopf verbinden	20 Minuten
	Übertrag	545 Minuten

	Übertrag:	545 Minuten
b) Führungsstange:	16. Kanten brechen	5 Minuten
	17. Entgraten und Kanten runden . .	5 Minuten
	18. Gerät blank polieren	15 Minuten
	insgesamt	570 Minuten
	= 9½ Arbeitsstunden	

Kalkulation:

A. Fertigungsmaterial:

390 g Aluminium 60 mm ∅ p. kg	8,20	3,20 DM
110 g Aluminium 15 mm ∅ p. kg	8,20	0,90 DM
		4,10 DM
+ 15% Verschnitt		0,62 DM
2 Stahlschrauben	0,12	
1 Lochtellerplatte	6,—	
	6,12	
+ 10 % Verschnitt	0,61	6,73 DM
		11,45 DM

B. Fertigungskosten:

9½ Arbeitsstunden à 2,20	20,90	
+ 200% Gemeinkosten	41,80	62,70 DM
= Gestehungskosten		74,15 DM
C. dazu 20% Gewinnzuschlag		14,83 DM
Verkaufspreis		88,98 DM

Das Beispiel zeigt, mit welcher Sorgfalt die Preiskalkulation für einen Sonderfall und für die damit bedingte Einzelanfertigung vorgenommen werden muß. Gerade der Handwerksmeister muß recht häufig mit solchen Einzelanfertigungen rechnen. Wenn auch die Werkstoffmengen bei solchen Aufträgen gering und ihre Kosten niedrig zum gesamten Objekt sein können, so ist es trotzdem notwendig, diese kleinen Mengen und die gering erscheinenden Materialkosten in der Kalkulation genau zu erfassen. Besonders eingehend sind die reinen Arbeitsvorgänge aufzuschlüsseln. Leider muß man immer wieder feststellen, daß bei der Aufstellung der Arbeitsgänge Fehler gemacht werden. Meistens war dieser oder jene Arbeitsvorgang „vergessen" worden und später „glaubte" man, daß dieser vergessene Arbeitsvorgang in einem anderen mitenthalten sei! Solche Kalkulationsmängel schaltet man am besten dadurch aus, daß man den Fertigungsvorgang systematisch in seine einzelnen Abschnitte aufschlüsselt.

Das wird ganz besonders dann zweckmäßig sein, wenn man einen Preis für eine größere Stückzahl oder Menge zu kalkulieren hat. Bei der Mengenfertigung hängt es in erster Linie davon ab, welche Mengen gefertigt werden sollen. Hiernach kann die Planung für den Fertigungsauftrag auf einer ganz anderen Basis als für eine Einzelfertigung vorgenommen werden; das wirkt sich dann auch auf die Preiskalkulation entsprechend aus.

Das in dem aufgezeichneten Beispiel behandelte Arbeitsgerät wird sich im Endpreis wesentlich günstiger stellen, wenn es in einer größeren Stückzahl gefertigt wird. Das nachstehende Kalkulationsbeispiel soll dem Leser zeigen, welche Gedankengänge dabei zu beachten sind:

20 Stück Arbeitsgeräte

zum Bedienen der Schaltungs- und Lenkvorrichtung eines Kraftwagens für die Prothesen der Armversehrten.

Beschreibung: Siehe Seite 53.

Abbildung: Siehe Abb. 54

Maße: Siehe Seite 53

Stückliste:

a)	Steuerkopf = Gußteil aus Leichtmetall nach einem anzufertigenden Holzmodell für die Gießerei	= 20 Stück
b)	Führungsstange: je 220 mm langes Rundaluminium 15 mm∅	= 4,40 m
c)	Lochtellerplatte = handelsübliches Paßteil.	= 20 Stück
d)	Kleinmaterial = je 2 Stahlschrauben M 4 versenkt	= 40 Stück

Fertigungsvorgänge:

A. Modell und Einrichtungen:

1.	Anfertigen der Maßskizze für die Fertigung	45 Minuten
2.	Anfertigen der Maßskizze für das Gußmodell . . .	30 Minuten
3.	Holzmodell für Gießerei zuschneiden	10 Minuten
4.	Holzmodell auf Maß zurichten	45 Minuten
5.	Bohrung für Kugelknopf anbringen	20 Minuten
6.	Bohrung für Schalthebel anbringen	20 Minuten
7.	Nut für Führungsstange fräsen	15 Minuten
8.	Holzmodell schleifen.	25 Minuten
9.	Holzmodell lackieren	25 Minuten
10.	Füllhölzer für die beiden Bohrungen drehen	30 Minuten
11.	Biegelehre für die Biegen der Führungsstangen anfertigen	150 Minuten
	insgesamt	415 Minuten

B. Fertigung:

1.	20 Gießlinge entgraten und säubern	100 Minuten
2.	Öffnung für den Kugelknopf auf Maß fräsen . . .	400 Minuten
3.	Öffnung für den Schalthebel auf Maß fräsen einschl. Verbreiterung der Bohrung nach innen (Winkelnutfräser benutzen!)	800 Minuten
4.	Nut die für Führungsstange auf Maß fräsen	600 Minuten
5.	Gewindebohrungen (2) im Nut anbringen	200 Minuten
6.	Entgraten, Kanten brechen und runden	300 Minuten
	20 Führungsstangen vom Stangenmaterial abschneiden (absägen)	150 Minuten
8.	Führungsstangen auf genaue Länge bringen	300 Minuten
9.	Führungsstangen nach Lehre biegen	400 Minuten
10.	Vorderes Teil für den Nut abflachen	450 Minuten
11.	Vorderes Teil in den Nut einpassen	200 Minuten
12.	Je zwei Gewindebohrungen anbringen	180 Minuten
13.	Führungsstangen entgraten, Kanten brechen und runden	200 Minuten
14.	Steuerköpfe auf Führungsstangen aufsetzen und verschrauben	400 Minuten
15.	Führungsstangen mit Lochtellerplatten verbinden . .	400 Minuten
16.	Fertige Geräte blank polieren	300 Minuten
	Fertigungszeit	5380 Minuten
	Modell und Lehre	415 Minuten
		5795 Minuten
	dazu 10% Wagniszeiten	580 Minuten
		6375 Minuten
		= $106^1/_4$ Arbeitsstunden

Kalkulation:

A. Fertigungsmaterial:

20 Stck. Leichtmetall-Gießlinge à 4,—		80,— DM
4,40 m = 2,200 kg Rundaluminium 15 mm ∅ à 8,20		18,04 DM
		98,04 DM
+ 15% Verschnitt bzw. Ausschuß . . .		14,71 DM
20 Stck. Lochtellerplatten à 6,—	120,—	
40 Stck. Stahlschrauben M 4 à 0,6	2,40	
1 dm³ Holz für Modell 360,—.	0,36	
0,5 kg Stahl für Lehre à 2,—	1,—	
	123,76	
+ 10% Verschnitt	12,38	136,14 DM
Fertigungsmaterial		248,89 DM

B. Fertigungskosten:

106¼ Arbeitsstunden à 2,20	233,75	
+ 200% Fertigungsgemeinkosten	467,50	701,25 DM
= Gestehungskosten		950,14 DM
C. dazu 20% Aufschlag für Verdienst inkl. Wagnis .		190,03 DM
Gesamtpreis für 20 Stück		1140,17 DM
demnach Stückpreis rund		57,— DM

Der Konstrukteur sagte sich hier mit Recht, daß man bei dieser Stückzahl besser mit einem Gußteil für den Steuerkopf rechnet, wenn dadurch auch Modellkosten entstehen. Und ebenso hielt er es für angebracht, eine Biegelehre für die Führungsstange vorzusehen, um den Fertigungsvorgang des Biegens der Führungsstange schneller und leichter durchführen zu können. Nicht zuletzt kam es ihm darauf an, die Fertigungszeiten so niedrig als nur möglich zu halten. Das Ergebnis sehen wir am Endpreis, der gegenüber einer Einzelanfertigung erheblich günstiger gehalten werden kann. Nun gibt es z. B. im Orthopädiehandwerk wenig Möglichkeiten, mit größeren Stückzahlen zu rechnen. In der Regel wird es immer bei der Einzelanfertigung verbleiben. Aber auch dabei soll und kann ökonomisch gearbeitet werden, wenn man sich der Möglichkeiten bedient, Rohlinge zu verarbeiten, die die einschlägige Industrie für diesen Zweck bereithält. Das wird in manchen Fällen dann nicht möglich sein, wenn die Ausführung des anzufertigenden Hilfsmittels besondere Merkmale zeigt. Der freie Wettbewerb zwingt aber oft dazu, bei der Preiskalkulation solche Rohlinge vorzusehen, weil sonst — insbesondere bei fest vereinbarten Listenpreisen — keine Verdienstmöglichkeiten für den Handwerker bleiben.

Das nachfolgende Kalkulationsbeispiel soll deshalb dem Leser einmal zeigen, wie sich die Unterschiede zwischen reiner Handarbeit ohne Rohlinge und der Handarbeit unter Verarbeitung von Rohlingen auswirken. Nach den gemachten betrieblichen Erfahrungen waren gütemäßig keinerlei Unterschiede festzustellen.

Beispiel:

1 Paar Einlagen (Schuheinlagen) nach Maß für leichte Fußerkrankungen bei Senk-, Platt-, Spreiz-, Knick- oder Hohlfußbeschwerden.

Beschreibung:

Fußstützen aus Leichtmetall entsprechend den Maßunterlagen handgetrieben, d. h. Ausarbeitung des Längs- und des Quergewölbes usw., die mit einer Lederhülle umkleidet sind. Die Lederhülle — Ledertasche genannt — besteht aus der Ledersohle, dem Kantenschutz und dem Unterleder.

Maße:

Die Maße und sonstige Maßangaben ergeben sich aus dem Farbabdruck, der von den Füßen angefertigt wird.

Stückliste:

Methode I	Methode II
a) für die Leichtmetall-Fußstützen: Materialausschnitte aus der Tafel LM-Blech ∅ 135 × 165 mm = 223 cm² in 1,75 mm Stärke	Rohling als Industriefabrikat
b) für die Ledertaschen: Materialzuschnitte aus der Lederhaut ∅ 16 × 20 cm Blankleder 1—1,5 mm, 16 × 20 cm Chromspaltleder, 6 × 7 cm Pergamentleder	fertige Ledertaschen als Industriefabrikat

Fertigungsvorgänge:

Methode I		Methode II	
a) für die Fußstützen:			
1. Maßabdruck herstellen	5 Min.		5 Min.
2. Schablone für Ausschnitte anfertigen	10 Min.		— Min.
3. Stützen aus der Tafel ausschneiden	20 Min.		— Min.
4. Form schneiden	10 Min.		— Min.
5. Stützen auf Maß befeilen	15 Min.		— Min.
6. Längsgewölbe und Quergewölbe sowie Fersenteil treiben	35 Min.	desgleichen	35 Min.
7. Kanten runden	5 Min.		5 Min.
	100 Min.		45 Min.
b) für die Ledertaschen:			
1. Schablonen herstellen	10 Min.		— Min.
2. Sohlen zuschneiden	10 Min.		— Min.
3. Unterleder zuschneiden	10 Min.		— Min.
4. Kantenschutz zuschneiden	5 Min.		— Min.
5. Lederteile nähen, Fußstützen einarbeiten, Kantenschutz anbringen und Einlagen kleben	15 Min.	Fußstützen einarbeiten, Einlagen verkleben	15 Min.
	50 Min.		15 Min.

Kalkulation:

Methode I			Methode II		
A. Fertigungsmaterial:					
110 g Leichtmetallblech à 6,20. . .		0,69	1 Paar Rohlinge . .		1,60
320 cm^2 Blankleder à 25,—. . . .		0,80	1 Paar Ledertaschen		2,—
⅓ fs Chromspaltleder à 1,—. . . .		0,34			
42 cm^2 Pergamentleder à 25,— . .		0,15			
		1,98			3,60
+ 20% Verschnitt an Metall . . .		0,13	+ 10% Verschnitt		
+ 50% Verschnitt an Leder. . . .		0,65	bzw. Ausschuß. .		0,36
		2,76			3,96
B. Fertigungskosten:					
Fußstützen 100 Min.			Fußstützen 45 Min.		
Ledertaschen 50 Min.			Ledertaschen 15 Min.		
= 2½ Std. à 2,20	5,50		= 1 Std. à	2,20	
+ 200% Gemeinkosten	11,—		% 200% Ge-		
		16,50	meinkosten	4,40	6,60
		19,26			10,56
C. + 20% Verdienst		3,85	+ 20% Verdienst		1,06
Preis	DM	23,11	Preis	DM	11,62

Arbeitsmethode III wäre:

Fußstützen nach Methode I von Hand gearbeitet:

Material, wie aufgezeichnet			0,69
+ 20% Verschnitt			0,13
			0,82
Ledertasche als Fertigfabrikat		2,—	
+ 10% Verschnitt		—,20	2,20
A. Fertigungsmaterial			3,02
B. Fertigungskosten			
Arbeitszeit für Fußstützen von Hand gearbeitet	100 Min.		
Ledertaschen (fertige ab Lager)	15 Min.		
	115 Min.		
= $1^{11}/_{12}$ Std. à 2,20		4,22	
+ 200% Gemeinkosten		8,44	12,66
		Übertrag:	15,68

	Übertrag:		15,68
C. + 20% Verdienst			3,13
	Preis DM		18,81
Arbeitsmethoder IV wäre:			
Fußstützen aus Rohlingen gefertigt			1,60
	+ 10% Verschnitt		0,16
Ledertaschen von Hand gefertigt; Leder, wie aufgezeichnet. .		1,29	
	+ 50% Verschnitt	0,65	1,94
A. Fertigungsmaterial			3,70
B. Fertigungskosten:			
Fußstützen aus Rohlingen gearbeitet	45 Min.		
Ledertaschen von Hand gearbeitet	50 Min.		
	95 Min.		
	= $1^7/_{12}$ Arbeitsstunden à 2,20	3,48	
	+ 200% Gemeinkosten	6,96	10,44
			14,14
C. + 20% Verdienst			2,83
	Verkaufspreis DM		16,97

Kalkulationsergebnisse:

Arbeitsmethode I	23,11 DM	reine Handarbeit
Arbeitsmethode II	11,62 DM	bei Verarbeitung von Rohlingen und Fertigteilen
Arbeitsmethode III	18,81 DM	bei teilweiser Verarbeitung von Fertigteilen
Arbeitsmethode IV	16,97 DM	bei Verarbeitung von Rohlingen und handgefertigten Ledertaschen

Diese Kalkulationen erheben keinen Anspruch darauf, hinsichtlich der Zeiten und Preise als Richtsätze für die Praxis zugelten.

Es gibt wohl kaum ein Handwerk, das in seiner Fertigung so vielseitig ist wie das Orthopädie-Handwerk. Sein Arbeitsgebiet und sein Aufgabenkreis ist ein Dienst am lebenden Körper des Menschen, der ein gediegenes Wissen erfordert und in technischer Hinsicht die höchsten Leistungen verlangt. Wer in diesem Handwerk erfolgreich sein will, muß über ein wirkliches Können und Wissen verfügen und dauernd bemüht bleiben, sich mit den neuesten wissenschaftlichen Erkenntnissen und den Fortschritten der Technik vertraut zu machen. Es sind nicht immer die kleinen Heil- oder Hilfsmittel, wie Einlagen, Bruchbänder oder leichte Bandagen, die er zu fertigen hat; die orthopädischen Krankheiten und die Amputationen ganzer Glieder machen es häufig genug notwendig, den menschlichen Körper zu stützen oder das fehlende Glied derart zu ersetzen, daß der körperbehinderte oder versehrte Mensch wieder gehen und meistens auch wieder arbeiten kann. Solche Hilfsmittel oder Prothesen müssen nicht nur konstruktiv genauestens durchdacht, sondern auch kalkulatorisch bis in die feinsten Einzelheiten errechnet werden. Im nachstehenden Beispiel wird einmal aufgezeichnet, welche Gedankengänge der Orthopädiehandwerker bei der Fertigung eines künstlichen Beines nach gegebenen Ausführungsvorschriften berücksichtigen muß, wenn er ein Preisangebot richtig und mit allen Einzelheiten aufstellen will. Im Hinblick darauf, daß die Fertigungsvorgänge in den verschiedenen Werkstätten des Handwerks unterschiedlich sein können, wurde darauf verzichtet, die Fertigungsminuten einzusetzen. Um keine Irrtümer aufkommen zu lassen, wurden auch keine Werkstoff- oder Paßteilpreise aufgezeichnet. Der sachkundige Leser wird nach dem Studium der vorangegangenen Abschnitte in der Lage sein, an Hand der hier gegebenen Aufzeichnungen eine entsprechende Preiskalkulation aufzustellen.

Beispiel:

Kunstbein aus Holz für Oberschenkelamputation, mit beweglichem Halbfilzfuß, mit Ventil und Gürtelbandage sowie Hosenschutzpolster.

(Listenpositionen 32, 63, 90b und Gürtelbandage).

Beschreibung und Konstruktion:

Beinprothese für einen mittellangen Beinstumpf, Oberschaft und Wade mit Knieteil aus Holz, Kniegelenk mit durchgehender Achse, Holzfuß mit Knöchelachse und durchgehender Blockfilzsohle mit Blockfilzspitze, Ober- und Unterschenkelteil mit Rindspalt- oder Ziegenpergamentleder bezogen, Prothese fleischfarben zelloniert oder farblos schellackiert, entsprechend den vertraglich vereinbarten Ausführungsbestimmungen, insbesondere:

Stumpfschaft auch innen zelloniert oder schelllackiert, Hosenschutzpolster aus Sattelfilz oder Fries mit Schaflederdecke, durchgesteppt; Ventil in handelsüblicher Ausführung mit Schraub- oder ähnlicher Fassung im Oberschaft; Gürtel-(Schlesier-)bandage, bestehend aus dem Bügel am äußeren oberen Rand des Oberschaftes, Belederung des Bügels an der Innen- und Außenseite, Leibgürtel aus breitem unelastischem Tragegurt oder Rindlederdecke, mit Sämisch- oder Fahlleder gefüttert, Riemen aus alaun- oder chromgegerbtem Kernleder, mit Vorbringer, Schnallen- und Gelenkschutz, Schutzleder am Fuß, soweit erforderlich.

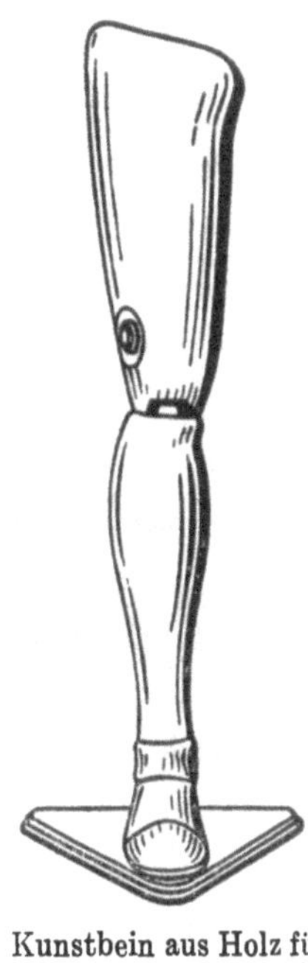

Kunstbein aus Holz für Oberschenkelstumpf

Stückliste:

A. Paß- und Serienteile:

1 Stumpftrichter-Rohling aus Linden- oder Pappelholz in entsprechender Größe[1]) oder aus Leichtholz?[2]),
1 Wade mit Knieteil aus Holz, in entsprechender Größe, aus Leichtholz?[2]),
1 beweglicher Holzfuß mit Knöchellager, mit Blockfilzsohle und Blockfilzspitze in entsprechender Größe[3]),
1 Ventil mit Fassung, handelsübliche Ausführung,
1 Bügel für Gürtelbandage (Schlesierbügel) roh,
1 Rosette mit Platte.

B. Werkstoffe:

4 Stck. breite Gipsbinden für den Gipsabdruck am Körper,
6 kg Gips für das Gipsmodell,
12 Stck. Holzfedern für die Verdübelung des Oberschaftes mit dem Knieteil und der Wade mit dem Knöchelteil,
7000 cm^2 Transparentleder für den Pergamentlederbezug der Prothese,
$^1/_{10}$ fs^2 Rindleder für die Gürtelbandage,
$^9/_{10}$ fs^2 Laschenleder für Hackenschutz u. a. Prothesenteile,
$1^2/_3$ fs^2 Futterleder für den Gürtel,
12 cm Polster für Hosenschutzpolster und Gürtel,
300 cm^2 Schafleder für das Hosenschutzpolster,
$^4/_{15}$ fs^2 Riemenleder für Kniegummizug (Vorbringer),
30 cm Gummigurt,
2,20 m unelastischer Traggurt 45 mm breit für Gürtel versch. Schnallen.

Verschnittsätze:	Paß- und Serienteile	= 10%
	Leder	= 50%
	alle übrigen	= 20%

Fertigungsvorgänge:

Grundsatz: Alle Arbeitsvorgänge, die unmittelbar an der Fertigung für diesen Auftrag notwendig sind

Zeiten in Minuten ansetzen:

A. Herstellung der Fertigungsunterlagen

1. Maßskizze anfertigen . . . .
2. Gipsbindenabdruck am Körper[4]) . . . .
3. Abdruck mit Gips ausgießen . . . .
4. Bindenumhüllung entfernen . . . .
5. Gipsabguß nach den Maßunterlagen modellieren[5]) . . . . . .

B. Herstellung des Stumpfschaftes

6. Trichter-Rohling nach den Maßunterlagen vorfräsen[6] . . . . .
7. Trichter für die Anprobe innen schleifen . . . .
8. Stumpftrichter am Körper des Versehrten anprobieren und innen form- und paßrecht fräsen und schleifen[7] . . . .
9. Nach der Anprobe dem Trichter die rohe Außenform geben. . .

C. Herstellung der Prothese bis zur 1. Anprobe

10. Fuß-Wade mit Knie- und Stumpfschaft maßrecht auf Länge herrichten . . . .
11. Fußknöchelteil: Außenform der Wade zupassen . . . .
12. Knieteil: Außenform dem Oberschaft zupassen. . . . .
13. Fuß, Wade mit Knie und Stumpfschaft für die 1. Anprobe zurichten (statischer Aufbau!) und für die Gehprobe provisorisch verbinden . . . .
(13a: bei Verarbeitung von Holzpaßteilen müssen die belasteten Teile des Schaftes mit Abschnürung versehen werden[2]) .
14. Die 1. An- und Gehprobe einschl. der sich dabei ergebenden Paß- und Änderungen
(14a: In gegebenen Fällen muß eine zweite Gehprobe durchgeführt werden[8]) . . . .

D. Fertigstellungsarbeiten

15. Öffnung für das Ventil anbringen. . . . .
16. Ventilfassung einleimen . . . .
17. Nut für die Leimschnur unterhalb des oberen Randes am Stumpfschaft außen anbringen (fräsen) . . . .
(17a: Zu[2]) Leichtholzschäfte). . . . .
18. Abbindeschnur einleimen. . . . .
19. Nut für den Schlesierbügel herstellen . . . .
20. Schlesierbügel montieren . . . .
21. Rosetten einlassen und montieren. . . . .
22. Provisorische Verbindung zwischen Fuß und Wade, Knieteil und Oberschaft lösen und diese Teile für die Verleimung abrichten
23. Stumpfschaft mit Knieteil verleimen . . . .
24. Fuß mit Wade verleimen . . . .
25. Nach dem Verleimen am Oberschenkelteil die Öffnungen für die Holzdübel einfräsen . . . .
26. dasselbe am Unterschenkelteil . . . .
27. Holzdübel (Holzfedern) einleimen . . . .
28. Oberschenkelteil mit Knieteil: Außenform geben und glatt schleifen . . . .

Übertrag:

29. dasselbe für das Unterschenkelteil mit dem Fuß . . . .
30. Oberschenkelteil pergamentieren . . . .
31. Unterschenkelteil pergamentieren . . . .
32. beide Teile spachteln . . . .
33. beide Teile schleifen . . . .
34. Stumpfschaft innen fleischfarben zellonieren oder mit Schellack polieren . . . .
35. Oberschenkelteil außen fleischfarben zellonieren oder mit Schellack polieren . . . .
36. Unterschenkelteil desgleichen . . . .
37. Fußteil desgleichen . . . .
38. Beinprothese in ihren Gelenkteilen montieren und einfetten bzw. ölen . . . .
39. Hackenlederschutz am Fuß zuschneiden, anfertigen und anbringen . . . .
40. Hosenschutzpolster desgleichen . . . .
41. Vorbringer (Kniegummizug) desgleichen . . . .
42. Schlesierbügel an der Innen- und Außenseite beledern, einschl. Zuschnitt des Materials, Fertigung und Montage . . . .
43. Leibgürtel mit Halteriemen desgleichen . . . .
44. Prothese mit den vorgeschriebenen Kennzeichen versehen . . .

Gesamtzeit in Minuten =

= Arbeitsstunden: . . . .

+ . . . . % Wagniszeiten: . . . .

= Fertigungszeiten . . . .

[1]) Die Rohlinge sowie Paßteile, wie Wade mit Knie und Füße, werden von der Industrie in verschiedenen Größen hergestellt, wodurch unterschiedliche Einstandspreise verursacht werden können.

[2]) In besonders gelagerten Fällen wird der Prothesenbauer gern Leichtholz verarbeiten, um das Gewicht der Prothese so gering als nur möglich zu halten. Der Einstandspreis für Leichtholzteile kann gegenüber dem Preis für solche Paßteile aus Linden- oder Pappelholz höher sein.

[3]) In der Regel muß der künstliche Fuß in den Schuh des Versehrten eingepaßt werden, was einen besonderen Arbeitsgang verursachen kann, wenn der künstliche Fuß in Form und Größe entsprechend dem Schuh geändert werden muß.

[4]) Für die Abform am Körper gibt es verschiedene Methoden; für die Kalkulation ist ein Gipsbindenabdruck vorgesehen.

[5]) Nach dem Gipsabguß kann sich zusätzlich die Anfertigung von Pappschablonen ergeben.

[6]) Die anfallenden Fräsarbeiten werden tunlichst mittels Fräsmaschine ausgeführt, die mehr oder weniger in fast allen Orthopädiebetrieben vorhanden ist.

[7]) Die Stumpfstellung kann manchmal so ungünstig sein, daß die Fertigung des Stumpfschaftes in zwei Teilen notwendig wird, was erheblich längere Arbeitszeiten erfordert.

[8]) Die zweite und möglicherweise weitere Anproben sind nicht ausgeschlossen, wenn die Besonderheiten des Auftrages umfangreich und kompliziert sind. (Siehe Abschnitt: Besonderheiten des Kundenauftrages.)

VIII. Die rationelle Arbeitsmethode

Rationalisierung ist vernunftgemäßes technisch-wirtschaftliches Denken und Handeln; sie umfaßt alle Bemühungen in der Wirtschaft und in der Technik, einen bestimmten Zweck mit einem Mindestmaß an Aufwand zu erreichen. Dazu gehören:

a) die Zerlegung komplizierter Arbeiten in einfache Teilverrichtungen,

b) die Planung der Aufeinanderfolge der Arbeitsgänge und ihre Durchführung, und

c) die Typisierung/Normung, d. h. die durch organisierte Zusammenarbeit der interessierten Erzeuger, Händler und Verbraucherfirmen durchgeführte Vereinheitlichung (Normalisierung) der Abmessungen, Benennungen, Güteforderungen usw. von viel gebrauchten Einzelteilen, durch die

   1. eine rationelle Fertigung in großen Stückzahlen,
   2. Verminderung der Lagerbestände und
   3. eine leichtere Ersatzteilbeschaffung

   erreicht werden soll. Träger ist in Deutschland: der Deutsche Normenausschuß (DNA), der seit vielen Jahren schon die allgemein bekannten DIN-Normblätter herausgibt. In den DIN-Blättern sind einmal die Richtlinien für die Formen und Abmessungen, Typen, Genauigkeiten (z. B. Toleranzen und Passungen), Verfahren (Meß-, Prüf-, Rechen- und Herstellungsverfahren), Einheiten und Formelgrößen, Begriffsbestimmungen, Vorschriften und Anweisungen (z. B. Sicherheitsbestimmungen), Darstellungen (Zeichenvorschriften, Sinnbilder) enthalten. Weiter sind darin Richtlinien für die Zusammensetzung der Werkstoffe, deren Kennzeichen sowie Güte- und Lieferungsbestimmungen gegeben.

Die fortschreitende Entwicklung der Technik auf allen Gebieten, der damit verbundene wachsende Werkstoffbedarf, die ständig zunehmende Menge und Vielfalt der Werkstoffe sowie die an diese gestellten hohen Anforderungen verlangen eine Rationalisierung des Werkstoffeinsatzes. Sie ist heute zu einem Teilgebiet der technischen Wissenschaften geworden. Nicht nur der Konstrukteur, der Ingenieur oder Techniker — auch der Handwerker — der Meister und auch der Gehilfe müssen sich mit den Rationalisierungsvorgängen vertraut machen, um aus ihnen diejenige Arbeitsmethode anwenden zu können, die man als rationell bezeichnen kann.

Dazu muß sowohl der selbständige Handwerksmeister als auch der Gehilfe wissen, daß jeder Betrieb Maschinen, Werkzeuge, Raum und Einrichtung, Material und Mitarbeiter braucht, wofür ein Preis bezahlt werden muß. Und wenn der Betrieb arbeiten soll, muß er die Mittel und die Leistungen anderer kaufen und das sind die Kosten, mit denen in der Kalkulation gerechnet wird. Solange diese Kosten von dem Käufer oder Kunden, der die Erzeugnisse des Betriebes übernimmt oder erwirbt, in dem Kaufpreis übernommen werden, ist alles in Ordnung. Wenn aber diese Kosten höher sind als der Kaufpreis, dann ist dies ein Verlust für den Betrieb; denn jeder Betrieb will ja seine Kosten kleiner als die Einnahmen halten, denn nur so erzielt er einen Gewinn. Je höher die Kosten im Betrieb, desto kleiner der Gewinn! Und die Kosten können nur klein gehalten werden, wenn sie ständig überwacht werden!

Kosten entstehen in allen Bereichen eines Betriebes! Sie entstehen sowohl bei der Leitung des Betriebes, als auch bei der Verwaltung, beim Einkauf und beim Verkauf, kurzum, keine Abteilung ist ausgenommen. Vor allem entstehen aber Kosten in der Fertigung (Produktion). Die Fertigungskosten sind anteilmäßig die größten und verlangen auch die meiste Überwachung. Aus den bisherigen Abschnitten haben wir die verschiedenen Kostenarten kennengelernt und wenn man zu einer rationellen Arbeitsmethode kommen will, muß man erkennen lernen, wo und wie Kosten eingespart oder vermieden werden können. In dieser Beziehung muß der selbständige Handwerksmeister zuerst bei sich selbst anfangen und prüfen, ob er seine eigene Arbeitszeit richtig ausfüllt, denn manchmal kann es passieren, daß er selbst Arbeiten ausführt, die besser einer seiner Mitarbeiter verrichtet, dessen Arbeitszeit billiger ist. Ebenso kann man Fehldispositionen nur verhindern, wenn man sich für jeden Tag einen kleinen Plan über die zu erledigenden Arbeiten macht und danach seine Zeit einteilt.

Der Materialverbrauch ist ein wichtiges Kapitel für den Handwerksbetrieb und erfordert eine Kontrolle bis zum Abschluß der Fertigung. Laufende Notizen über den Verbrauch zeigen die Wege, wo und wie Material eingespart werden kann. Wo Rohlinge, Paß- und Serienteile anwendbar sind, soll man sie an Stelle der Werkstoffe verarbeiten, weil damit im Endergebnis Fertigungskosten eingespart werden. Dabei darf nicht außer acht gelassen werden, daß schlechte Rohstoffe oder zweitklassige Werkstoffe den Verschnitt und Ausschuß erhöhen. Wer in seinem Betriebe auch den Abfall ständig überwacht, wird dabei auf günstigere Materialverarbeitungsweisen bzw. auf einen besseren Zuschnitt hingelenkt werden. Nicht zuletzt darf nicht zuviel Material und Zubehör am Lager vorrätig sein, denn eine überhöhte Lagerhaltung bedingt hohe Lagerkosten und viel Kapitalzins!

Hilfs- und Betriebsstoffe, d. s. Putzmittel, Schmiermittel, Schleifmittel, Formulare, Strom, Licht, Heizung u. a. gehören ebenfalls zu den Kosten des Betriebes. Leerlaufende Maschinen, verschwendete Betriebsstoffe, überflüssige Beleuchtung usw. erhöhen diese Kosten und bringen dem Betrieb Verluste.

Ein ganz besonders wichtiger Faktor in den Betriebskosten ist der Zeitverlust, der sich nicht ganz vermeiden läßt aber doch auf ein erträgliches Maß abgestellt werden kann, wenn vom Beginn bis zum Ende der Arbeitsvorgänge vernunftgemäß gedacht und gehandelt wird. Der Zeitverlust, auch die kalten Zeiten genannt, entsteht schon bei der

a) Sprechzeit zwischen Meister und Gehilfen, bei welcher sich beide möglichst kurz und sachlich halten sollen;

b) Sprechzeit der Mitarbeiter untereinander, bei welcher sich die Betreffenden möglichst auf die geschäftlichen Notwendigkeiten beschränken sollen, denn für private Dinge ist nach Feierabend und in den Pausen Zeit genug; mancher Mitarbeiter wird zudem dabei von seiner Arbeit abgehalten;

c) Sprechzeit des Mitarbeiters mit dem Büro, siehe wie unter a) und b);

d) Laufzeiten zum Lager lassen sich vermeiden, wenn die Werkstoffe und Rohteile möglichst nahe der Fertigungsstätte zur Verfügung stehen;

e) Wartezeiten am Lager oder Wartezeiten wegen Material- oder Werkzeugausgabe. Wartezeiten sind zum Fenster hinausgeworfenes Geld!

f) Einrichtung einer Maschine für die Fertigung. Bei einer gepflegten und immer gesäuberten Maschine vollzieht sich die Einrichtung schnell und reibungslos;

g) Mangelhaftes oder fehlerhaftes Werkzeug verlängert die Fertigungszeit. Der Mitarbeiter braucht unnötig Zeit, wenn ihm kein gutes Werkzeug gestellt wird;

h) Herrichtung von Betriebsmitteln für besondere Arbeitsvorgänge, wie Ansetzen des Kaltleimes für die Verleimung, Anheizung des Schmiedeofens usw.

i) Persönliche Bedürfnisse der Mitarbeiter sind selbstverständlich, können aber vernünftigerweise auf ein Minimum begrenzt werden, wie z. B. das Einholen von Frühstück, Rauchwerk usw.;

k) Unpünktlichkeit der Mitarbeiter; sie ist die Quelle von Ärgernissen und verursacht Kosten, die vermieden werden müssen;

l) Enge und schlechte Lage der Betriebsräumlichkeiten. Laufwege und Treppensteigen kosten Zeit und damit auch Geld.

Die hier aufgezeichneten Anlässe können nur in groben Zügen dargestellt werden. Sie entstehen überall und entwickeln sich zum Schaden eines Betriebes. Es gehört zu den Unternehmerpflichten des selbständigen Handwerkers, aber auch zu den Obliegenheiten des verantwortungsbewußten Mitarbeiters, daß sie mit klaren

Augen und offenen Ohren an dem Fertigungsprozeß — überhaupt am Betriebsgeschehen teilnehmen. Richtige und rechtzeitige planmäßige Arbeitseinteilung und eine zweckmäßige Nutzung der Technik helfen Kosten sparen und darauf kommt es ja an. Je sicherer, schneller und besser die einzelnen Fertigungs- und sonstige Arbeiten ausgeführt werden, desto billiger und günstiger können die Erzeugnisse verkauft werden.

Nicht nur in der Industrie — auch und gerade im Handwerk — muß man darauf bedacht sein, die bestehenden Arbeitsverfahren auf ihre Tauglichkeit für die gegenwärtigen Ansprüche zu überprüfen und immer wieder darüber nachdenken, welche günstigeren Arbeitsmethoden angewendet werden können, um im freien Wettbewerb leistungsfähig zu bleiben. Die Auswirkungen solcher Gedankengänge sehen wir in den verschiedenen Kalkulationsbeispielen.

Gerade der freie Wettbewerb im Handwerkswesen erfordert eine genaue Kalkulation, die man erst dann als richtig ansehen kann, wenn sie für die Fertigung des in Frage stehenden Gegenstandes eine rationelle Arbeitsmethode vorsieht. Der Handwerksmeister muß dabei immer mit der Tatsache rechnen, daß der Konkurrent nicht müßig ist und mit allen ihm zu Gebiete stehenden Mitteln bedacht sein wird, den Auftrag für sich hereinzuholen. Wenn schon mit den Mitteln des Wettbewerbes gerechnet wird, dann heißt es eben für jeden Betrieb, die vorhandenen technischen Möglichkeiten wirtschaftlich nutzen und das bedeutet nichts anderes, als

a) Einsatz der Maschinenkraft überall dort, wo die manuelle Arbeit nicht unbedingt notwendig ist;

b) Verwendung von Halb- und Serienteilen, soweit es möglich ist, ohne daß dadurch das Erzeugnis in seiner Güte benachteiligt wird.

Zeit ist Geld, und die Technik hat oft genug gezeigt, daß die Handarbeit für viele Arbeitsvorgänge in der Fertigung zu teuer ist und durch Maschinenarbeit ersetzt werden kann. In der Industrie liegen die Verhältnisse anders und viel schwieriger, weil hier meistens mit großen Fertigungsmengen und mit variablen Vertriebsmöglichkeiten gerechnet werden muß.

Im Orthopädiehandwerk gibt es — wie ich bereits erwähnte — Listenpreise für Neuanfertigungen und Instandsetzungsarbeiten. Diese Preise werden verständlicherweise von der Abnehmerseite — also der Kundenseite — kritisch beobachtet und das Handwerk muß darum stets daran denken, daß dieses Preisgefüge sich auch hinsichtlich der Fertigungstechnik in den Lieferbetrieben den Grundsätzen der modernen Betriebswirtschaft anpassen muß. Jeder Handwerksmeister, der an diesem Lieferabkommen Anteil hat, ist gehalten, seine betrieblichen und wirtschaftlichen Verhältnisse diesen neuzeitlichen Realitäten anzugleichen, wenn er lieferfähig und damit konkurrenzfähig bleiben will.

Für jeden selbständigen Handwerksmeister sollten darum die nachstehenden Testmöglichkeiten des eigenen Betriebes beherzigt werden:

1. wo die Arbeit sich staut,
2. wo Rückstände auftreten,
3. wo Leute häufig hin- und herlaufen,
4. wo Unordnung herrscht,
5. wo immer gefragt werden muß,
6. wo Leute immer gefragt werden wollen,
7. wo niemand richtig Auskunft gegen kann,
8. wo viel gesucht werden muß,
9. wo viel geredet wird,
10. wo viel gewartet wird,
11. wo immer mehrere zusammenstehen,
12. wo jeder machen kann, was er will,
13. wo Leute nie Zeit haben,
14. wo jemand nie an seinem Platz ist,
15. wo Anordnungen nie befolgt werden,
16. wo dauernd Fehler vorkommen,
17. wo zu viel geschrieben wird,
18. wo abgeschrieben, statt durchgeschrieben wird,
19. wo jeder bestimmen will,
20. wo Termine nie eingehalten werden,
21. wo immer wieder Überstunden gemacht werden müssen,
22. wo Leute nie Urlaub machen.

Diese 22 Punkte haben es in sich und sind eine Anregung dort Abhilfe zu schaffen, wo es nötig ist.

IX. Die Besonderheiten beim Kundenauftrag

A. Allgemeines

Mit der Auftragserteilung durch den Kunden wird im allgemeinen ein Werkvertrag geschlossen, durch den der Unternehmer zur Herstellung des versprochenen Werkes oder zur Erfüllung einer verabredeten Leistung und der Besteller zur Entrichtung der vereinbarten Vergütung verpflichtet wird. In der Regel ist es für beide Teile — dem Auftragnehmer, also dem Lieferanten, und dem Auftraggeber, also dem Kunden — am besten, den Auftrag schriftlich zu vereinbaren. In einer solchen schriftlichen Auftragserteilung werden alle diejenigen Lieferungsbedingungen aufgeführt, die von beiden Teilen für die Durchführung des Auftrages zu erfüllen sind. Solche sind:

a) Art und Konstruktion sowie nähere Angaben über den oder die zu fertigenden Gegenstände bzw. die auszuführenden Leistungen gegebenenfalls Ausführungserläuterungen für die gesamte Leistung;
b) Lieferzeiten,
c) Verpackung und Versandbestimmungen,
d) Preisvereinbarungen,
e) Zahlungsvereinbarungen,
f) Garantievereinbarungen,
g) Gerichtsstand und Erfüllungsort für etwa eintretende Streitfälle durch Verstoß gegen die vereinbarten Lieferungsbedingungen.

Im Orthopädiehandwerk wurde wie bereits erwähnt eine einheitliche Preisliste für das gesamte Bundesgebiet einschl. Berlin aufgestellt, nach welcher bereits seit Jahren das gesamte Lieferwesen für die orthopädische Versorgung geregelt wird. Man könnte diese Reichsliste richtiger als Preis-Werk bezeichnen, denn sie enthält alle Bedingungen und Vorschriften, die notwendig sind, um den geschäftlichen Ablauf des gesamten Auftragswesens zwischen den Partnern reibungslos und ordnungsgemäß zu gestalten. Wir unterscheiden dabei folgende Untergliederungen:

A. die Lieferungsbedingungen mit folgenden Punkten:

1. Allgemeines:
Stellung der Auftraggeber als Kostenträger in ihrer Eigenschaft als Kunde, allgemeine Vorschriften im Verkehr mit dem Empfänger der Leistung,

2. Auftragserteilung:
   Formalitäten für die Erteilung des Auftrages, Angaben über die Lieferfristen,
3. Sonderarbeiten:
   Berechnungsgrundlagen für solche Arbeiten und Leistungen, die nicht in der Preisliste enthalten sind und nach einem besonderen Kostenanschlag berechnet werden müssen,
4. Anordnung des Erscheinens des Beschädigten:
   Anordnungen hierzu hinsichtlich der Maßnahme, Anprobe usw. Besuche des Beschädigten beim Lieferanten,
5. Auswärtige Besuche:
   Berechnungsgrundlagen für Besuche bei Beschädigten, die außerhalb des Wohnsitzes des Lieferanten wohnen,
6. Kennzeichnung der Lieferungen:
   Vorschriften darüber, in welcher Weise und mit welchen Zeichen die neuen Gegenstände zu kennzeichnen sind,
7. Abnahme der Lieferungen:
   Vereinbarungen über die fachärztliche Begutachtung der Leistungen des Lieferanten,
8. Empfangsbestätigungen:
   Da die vertragliche Leistung zugunsten eines Dritten — also für den Beschädigten — erfolgt, muß dieser den Empfang schriftlich in vorgeschriebener Form bestätigen,
9. Haftung:
   Vorschriften über die Garantiepflicht des Lieferanten gegenüber dem Auftraggeber,
10. Verpackung und Versand:
    Regelung der Versand- und Verpackungskostenfragen,
11. Rechnungslegung und Zahlung:
    Formalitäten der Rechnungsaufstellung, der Rechnungseinreichung und der Zahlungsweisen,
12. Streitfälle:
    Vereinbarung über die Zuständigkeit der Gerichte usw. bei Streitfällen,
13. Anerkennung:
    Die Anerkennung der Lieferungsbedingungen durch den Lieferanten ist die Voraussetzung für die Erteilung und Gültigkeit aller Aufträge.

B. Die Preise für orthopädische Hilfsmittel und deren Instandsetzungen, untergliedert in:
   a) Neuanfertigungen (Kunstbeine — Kunstarme — Stützapparate),
   b) Instandsetzungsarbeiten an den genannten Hilfsmitteln,

c) Preise für orthopädische Sonderanfertigungen und deren Instandsetzungen, einschl. Nachträge,
d) Preise für Stützapparate nach Hohmann,
e) Berechnung der Gipsabgüsse,
f) Baustoffpreise und Arbeitsentgelt.

C. Die Ausführungserläuterungen, die neben dem allgemeinen Teil noch für die meisten der Listenpositionen besondere Erläuterungen für die Ausführung der Arbeiten bzw. des Gegenstandes vorsehen, die für die Kalkulation von erheblicher Bedeutung sind.
Dazu sind in einem besonderen Anhang die Einzelkalkulationen für jede Preislistenposition gesammelt, aus denen der Leser Arten und Mengen der Fertigungsmaterialien und die Fertigungszeiten für die einzelnen Arbeitsvorgänge nachlesen kann.

Im großen und ganzen gesehen ist dies Preisabkommen zwischen einer Anzahl staatlicher und kommunaler Behörden und einer Geschlossenheit von Fertigungsbetrieben eines Spezialhandwerks als ein musterhaftes Standardwerk anzusehen, denn es ist in allen Teilen ausführlich und vollständig gehalten, so daß es sich auch — abgesehen von der Veränderlichkeit der errechneten Listenpreise — jahrzehntelang bewähren konnte.

B. Die Besonderheiten beim Kundenauftrag

bestehen meistens in der Erfüllung von besonderen Wünschen und Verlangen des Kunden hinsichtlich der sachlichen Ausführung des Auftrages und manchmal auch in der Regulierung der Leistung. Diese Fragen können jedoch beim Vertragsabschluß leicht schriftlich festgelegt werden. Soweit hiervon die Preiskalkulation berührt wird, ist es zweckmäßig, solche Besonderheiten auch im Preise zu berücksichtigen.

Im Orthopädiemechaniker- und Bandagistenhandwerk bestehen aber Besonderheiten für die Auftragsabwicklung, die manchmal entscheidende Faktoren in der Praxis sein können. Es gehört zu den Realitäten dieses Handwerks, daß seine handwerkliche Fachleistung zum großen Teile für einen Personenkreis bestimmt ist, dessen Betreuung durch staatliche oder auch kommunale Behörden erfolgt, welche dem liefernden Handwerksbetrieb gegenüber als Kostenträger anzusehen und als die Vertragspartner anzuerkennen sind. Hier handelt es sich um einen Werkvertrag zugunsten Dritter, wobei der Dritte der Empfänger der Leistung — also der Versorgungsberechtigte oder der von der Sozialbehörde Betreute ist. Der Dritte — also der Versorgungsberechtigte steht in einem Rechtsverhältnis zum Kostenträger (z. B. der Kriegsbeschädigte gegenüber dem Staat bzw. den dafür eingesetzten Versorgungsdienststellen, der Unfallbeschädigte gegenüber der zuständigen Berufsgenossenschaft usw.) und seine Ansprüche gegenüber diesen Dienstbehörden beruhen auf gesetzlicher Grundlage. Da in dem vorstehend erläuterten Preiswerk und in seinen Unterabschnitten von diesen gesetzlichen Vorschriften nichts gesagt ist, dürfte es für den Handwerker als Lieferant für diese Auftraggeber notwendig sein, sie kennen zu lernen.

So heißt es im Bundesversorgungsgesetz (Fassung vom 7. 8. 1953):

§ 13 (1) Die Körperersatzstücke, orthopädischen und anderen Hilfsmittel sind in erforderlicher Zahl zu gewähren; sie müssen den persönlichen und beruflichen Bedürfnissen des Beschädigten angepaßt sein.

Dazu gelten die gemäß § 92 des BVG erlassenen Verwaltungsvorschriften:

Zu Absatz 1: .... 1—4.

5. Bei Ausstattung mit Körperersatzstücken ist auf Zweckmäßigkeit, Güte und Dauerhaftigkeit besonderer Wert zu legen. Die Beschädigten sind zu pfleglicher Behandlung anzuhalten.

In der 3. Verordnung zur Durchführung des § 13 des Gesetzes über die Versorgung der Opfer des Krieges (Bundesversorgungsgesetz) heißt es unter:

§ 4 Körperersatzstücke, orthopädische und andere Hilfsmittel werden in technisch-wissenschaftlich anerkannter, dauerhafter, den Bedürfnissen des Beschädigten angepaßter Ausführung und Ausstattung gewährt.

Man kann dazu wohl behaupten, daß der Gesetzgeber in diesen gesetzlichen Vorschriften seinen Willen für eine weitestgehende orthopädische Versorgung im sozialen Sinne zum Ausdruck gebracht hat.

Für die Unfallverletzten gelten die gesetzlichen Vorschriften der Reichsversicherungsordnung im 3. Buch über die Unfallversicherung. In den Vorschriften über die Krankenbehandlung und Berufsfürsorge heißt es unter § 9 u. a.:

„Die Hilfsmittel werden in dauerhafter Ausführung und Ausstattung gewährt und müssen den persönlichen und beruflichen Bedürfnissen des Verletzten angepaßt sein.“

Die Konsequenz aus diesen hier auszugsweise wiedergegebenen gesetzlichen Vorschriften ist sowohl für den Auftraggeber als auch für den Empfänger, daß er vom Lieferanten die Erfüllung dieser Vorschriften bei der Ausführung des erteilten Auftrages verlangt. In den Lieferungsbedingungen zu dem erwähnten Preiswerk wird vorausgesetzt, daß der zu liefernde Gegenstand paßrecht ist und in technischer einwandfeier Ausführung und Ausstattung geliefert wird. Zusätzlich hierzu hat also der liefernde Handwerker darauf bedacht zu sein, daß der Liefergegenstand in Ausführung und Ausstattung dabei auch den persönlichen und beruflichen Bedürfnissen des Empfängers angepaßt ist. Der Begriff: „körperliche und persönliche Bedürfnisse“ ist sehr weit gezogen, denn wo beginnen diese Bedürfnisse und wo hören sie auf? Gewiß ist diese gesetzliche Bestimmung zugunsten des Beschädigten keine zwingende Bestimmung für den Lieferanten, denn sie ist in dem Vertragswerk nicht enthalten und dürfte auch kaum zumutbar sein. Die körperlichen Bedürfnisse eines Menschen ergeben sich aus seiner Konstitution, seinem Körperbau und durch die physiologische und psychologische Reaktion. Die beruflichen Bedürfnisse des Beschädigten können recht vielseitig und auch recht umfangereich sein. Alles in allem wird dem Versorgungsberechtigten in diesen Vorschriften ein Recht zugesprochen, daß sich in einem Streitfalle zwischen dem Auftraggeber (dem Kostenträger) und dem Auftragnehmer (dem Handwerker) recht problematisch auswirken kann.

Ausgehend von dem Recht des Beschädigten wird dieses immer eine wenig sichtbare Forderung des Auftraggebers gegenüber dem Handwerker sein, seine Fertigungskunst auf die hier bezeichneten Bedürfnisse des Beschädigten abzustellen. Wenn dem aber so ist, wird der Handwerker als Lieferant solcher Aufträge — die man gegebenenfalls auch als öffentliche Aufträge ansehen kann — in seiner Kalkulation das Wagnis für die Erfüllung solcher Gesetzesbestimmungen berücksichtigen müssen. Wenn man dazu weiter überlegt, daß bei all diesen Aufträgen über orthopädische Hilfsmittel und deren Änderungen oder Instandsetzungen eine Reihe von manuellen Verrichtungen am lebenden Menschenkörper ausgeführt werden müssen, dann muß dieses Wagnis in seiner praktischen Auswirkung für den Einzelfall entsprechend gewertet werden. Und dazu gehört eine jahrelange Erfahrung, die nur in der Praxis erworben werden kann. Ein Außerachtlassen dieses Wagnisses bei der Kalkulation von Fest- oder Listenpreisen kann zu recht unangenehmen Verlusten des Handwerksbetriebes führen. Es ist daher eine berechtigte Forderung, dieses Risiko — das ja bei jedem Einzelauftrag dieser Art besteht — durch eine prozentuale Zurechnung auf die Gestehungskosten anzurechnen.

Zu diesen Besonderheiten wären noch die weiteren Wünsche oder Verlangen des Auftraggebers bzw. des Empfängers zu zählen, die darin bestehen können, daß der Handwerksmeister als Lieferant genötigt wird, den Beschädigten im Krankenhaus oder in seiner Wohnung aufzusuchen, um dort die notwendige Maßnahme, Anprobe usw. durchzuführen. Ebenso kann es als eine Besonderheit angesehen werden, wenn die fachärztliche Abnahme in Anwesenheit des Empfängers und des Lieferanten bei der auftraggebenden Stelle angeordnet wird. Der Aufwand an Zeit und seine finanziellen Auslagen, der Ausfall in seinem Geschäft usw. müssen irgendwie in der Kalkulation des Preises ihren Niederschlag finden.

Nicht immer kann der Auftrag mit der Aushändigung des bestellten und gefertigten Gegenstandes an den Empfänger als zu Ende geführt angesehen werden. Wenn auch die Anpassung eines orthopädischen Hilfsmittels oder eines Körperersatzstückes (Prothese) am Körper des Versehrten angepaßt und danach gestaltet wird, so ergeben sich in vielen Fällen trotz aller angewendeter fachlicher Sorgfalt beim Gebrauch sogenannte Paßmängel in Form von Druckbeschwerden, die der Lieferant in einer vorgesehenen Frist kostenlos beseitigen muß. Wenn solche Mängel allerdings durch körperliche Veränderungen eintreten, wird er von einer solchen kostenlosen Leistung befreit. Es können aber auch Änderungsarbeiten nötig werden, wenn sie durch die berufliche Arbeit des Versehrten notwendig werden. Wie gesagt, die Garantiepflichten im Orthopädiehandwerk erstrecken sich innerhalb einer gewissen Frist nach der Auslieferung an den Versehrten nicht nur auf die allgemeine übliche Haftung wie in anderen Berufen, sondern auch auf die Paßfähigkeit des Gegenstandes am Körper des Menschen. Diese Besonderheit rechtfertigt daher auch eine Berücksichtigung des entsprechenden Risikos in der Preiskalkulation.

X. Verordnung PR Nr. 30/53 über die Preise bei öffentlichen Aufträgen

Vom 21. November 1953

Um marktwirtschaftliche Grundsätze auf dem Gebiet des öffentlichen Auftragswesens verstärkt durchzusetzen, wird auf Grund des § 2 des Preisgesetzes vom 10. April 1948 (WiGBl. S. 27) / 3. Februar 1949 (WiGBl. S. 14) / 21. Januar 1950 (Bundesgesetzbl. S. 7) / 8. Juli 1950 (Bundesgesetzbl. S. 274) / 25. September 1950 (Bundesgesetzbl. S. 681) / 23. Dezember 1950 (Bundesgesetzbl. S. 824) und 29. März 1951 (Bundesgesetzbl. I S. 223) in der sich aus § 37 des Gesetzes über die Investitionshilfe der gewerblichen Wirtschaft vom 7. Januar 1952 (Bundesgesetzb. I S. 7) ergebenden Fassung verordnet:

§ 1
Grundsatz

(1) Für Leistungen auf Grund öffentlicher Aufträge ist bei der Vereinbarung von Preisen grundsätzlich Marktpreisen gemäß § 4 vor Selbstkostenpreisen gemäß §§ 5—8 der Vorzug zu geben.

(2) Soweit es die Verhältnisse des Auftrages ermöglichen, sind feste Preise zu vereinbaren. Die Preise sollen bei Abschluß des Vertrages festgelegt werden.

(3) Für Leistungen auf Grund öffentlicher Aufträge dürfen höhere Preise nicht gefordert, versprochen, vereinbart, angenommen oder gewährt werden, als nach den Bestimmungen dieser Verordnung zulässig ist.

§ 2
Geltungsbereich

(1) Öffentliche Aufträge im Sinne dieser Verordnung sind die Aufträge des Bundes, der Länder, der Gemeinden und Gemeindeverbände und der sonstigen juristischen Personen des öffentlichen Rechts, ferner soweit dies der Bundesminister für Wirtschaft allgemein oder im Einzelfall verfügt und der Auftragnehmer hiervon vor oder bei Abschluß seines Vertrages Kenntnis erhalten hat oder nach Abschluß des Vertrages zustimmt, die Aufträge der Unternehmungen des Privatrechts, denen die Vergabe von Aufträgen durch juristische Personen des öffentlichen Rechts übertragen wurde.

(2) Der Bundesminister für Wirtschaft kann im Einvernehmen mit dem fachlich zuständigen Bundesminister verfügen, daß die Vorschriften dieser Verordnung auf Aufträge bestimmter Unternehmen, die juristische Personen des öffentlichen Rechts sind oder von juristischen Personen des öffentlichen Rechts betrieben werden, sofern sie mit ihren Lieferungen und Leistungen im Wettbewerb mit privaten Unternehmen stehen, nicht anzuwenden sind.

(3) Die Bestimmungen dieser Verordnung sind, ohne daß es im Einzelfall einer Vereinbarung bedarf auf Leistungen an die Besatzungsmächte anzuwenden, soweit diese Leistungen aus deutschen öffentlichen Haushalten bezahlt werden und soweit nicht Besatzungsrecht entgegensteht.

(4) Der Bundesminister für Wirtschaft kann, wenn zwischenstaatliche Vereinbarungen dies zulassen, verfügen, daß diese Verordnung ganz oder teilweise auf Aufträge für Verteidigungszwecke anzuwenden ist, die internationale Gemeinschaften oder Dienststellen anderer Staaten vergeben.

(5) Die Bestimmungen dieser Verordnung finden auch Anwendung

1. auf Verlangen des öffentlichen Auftraggebers bei mittelbaren Leistungen zu öffentlichen Aufträgen, soweit der mittelbare Auftragnehmer von diesem Verlangen vor oder bei Abschluß seines Vertrages Kenntnis erhalten hat oder nach Abschluß des Vertrages zustimmt.
2. bei den von deutschen Behörden angeordneten Leistungsauflagen und Leistungsanweisungen mit der Maßgabe, daß die nach dieser Verordnung zulässigen Preise nicht ohne Zustimmung des Auftragnehmers unterschritten werden dürfen.

(6) Unbeschadet das § 12 Abs. 3 und 4 gelten die Bestimmungen dieser Verordnung nicht für Bauleistungen im Sinne der Verordnung PR Nr. 32/51 über die Baupreisbildung für öffentliche und mit öffentlichen Mitteln finanzierte Aufträge (Baupreisverordnung) vom 11. Mai 1951 (Bundesanzeiger Nr. 92 vom 17. Mai 1951) in der Fassung der Verordnung Pr. Nr. 5/52 vom 18. Januar 1952 (Bundesanzeiger Nr. 16 vom 24. Januar 1952) und der Verordnung PR Nr. 36/52 vom 6. Mai 1952 (Bundesanzeiger Nr. 91 vom 13. Mai 1952).

§ 3

Geltung der Preisvorschriften

Öffentliche Aufträge unterliegen den allgemeinen und besonderen Preisvorschriften.

§ 4

Preise für marktgängige Leistungen

(1) Für marktgängige Leistungen dürfen die im Verkehr üblichen preisrechtlich zulässigen Preise nicht überschritten werden.

(2) Bei Leistungen, die unter gleichartigen Voraussetzungen mit marktgängigen Leistungen im wesentlichen vergleichbar sind (vergleichbare Leistungen), sind Abschläge vorzunehmen oder können Zuschläge vorgenommen werden, soweit es die Abweichungen von den marktgängigen Leistungen rechtfertigen.

(3) Dem öffentlichen Auftraggeber sind Vorteile, insbesondere Mengen- und Wertrabatte, Skonti und besondere Lieferungsbedingungen einzuräumen, die beim Vorliegen gleicher Verhältnisse nichtöffentlichen Auftraggebern üblicherweise gewährt werden oder gewährt werden würden.

(4) Die Preise nach den Absätzen 1 bis 3 sind zu unterschreiten oder können überschritten werden, wenn es die bei dem Auftrag vorliegenden besonderen Verhältnisse kostenmäßig rechtfertigen.

§ 5

Selbstkostenpreise

(1) Selbstkostenpreise müssen auf die angemessenen Kosten des Auftragnehmers abgestellt werden, sie dürfen nur ausnahmsweise vereinbart werden, wenn

1. Preise nach den §§ 3 und 4 nicht festgestellt werden können oder
2. eine Mangellage vorliegt oder der Wettbewerb auf der Anbieterseite beschränkt ist und hierdurch die Preisbildung nach § 4 nicht nur unerheblich beeinflußt wird.

(2) Kommt zwischen dem Auftraggeber und dem Auftragnehmer kein Einverständnis über das Vorliegen der Voraussetzungen gemäß Absatz 1 Nummer 2 zustande, so entscheidet hierüber auf Antrag durch Verfügung,

1. der Bundesminister für Wirtschaft, wenn die Mangellage oder die Wettbewerbsbeschränkung die Preisbindung in mehr als einem Land beeinflußt oder beeinflussen kann,
2. die für den Sitz des Auftragnehmers zuständige Preisbildungsstelle in allen übrigen Fällen.

(3) Soweit es die Verhältnisse des Auftrages ermöglichen, ist mit dem Angebot eine Selbstkostenpreisberechnung vorzulegen.

(4) Werden Aufträge über gleiche Leistungen mehreren Auftragnehmern zu Selbstkostenpreisen erteilt, so sollen bei Vorliegen gleicher Voraussetzungen in der Regel gleiche Preise vereinbart werden. Als gleich gelten Leistungen, die sich in Ausführung, Liefermenge, Lieferzeitraum und Lieferungs- und Zahlungsbedingungen im wesentlichen entsprechen. Zur Ermittlung der Preise sind die Selbstkostenpreise derjenigen Unternehmen heranzuziehen, die der Auftraggeber an der Leistung zu beteiligen beabsichtigt oder beteiligt hat. Der Preisbildung soll der Selbstkostenpreis eines guten Betriebes zugrunde gelegt werden.

(5) Ist ein Auftrag zu Selbstkostenpreisen vergeben worden, so ist bei jedem weiteren Auftrag (Anschlußauftrag) zu prüfen, ob für die betreffende Leistung Preise gemäß § 4 vereinbart werden können.

(6) Selbstkostenpreise können vereinbart werden als

1. Selbstkostenfestpreise oder Selbstkostenrichtpreise gemäß § 6,
2. Selbstkostenerstattungspreise gemäß § 7.

§ 6

Selbstkostenfestpreise und Selbstkostenrichtpreise

(1) Selbstkostenpreise sind möglichst als Selbstkostenfestpreise zu vereinbaren.

(2) Die Selbstkostenfestpreise sind auf Grund von Kalkulationen zu ermitteln und bei spätestens aber unmittelbar nach Abschluß des Vertrages festzulegen.

(3) Kann ein Selbstkostenfestpreis nicht festgestellt werden, so ist beim Abschluß des Vertrages zunächst ein vorläufiger Selbstkostenpreis (Selbstkostenrichtpreis) zu vereinbaren. Der Selbstkostenrichtpreis ist vor Beendigung der Fertigung, sobald die Grundlagen der Kalkulation übersehbar sind, möglichst in einen Selbstkostenfestpreis umzuwandeln.

§ 7

Selbstkostenerstattungspreise

(1) Selbstkostenerstattungspreise dürfen nur vereinbart werden, wenn eine andere Preisermittlung nicht möglich ist. Die Höhe der erstattungsfähigen Kosten kann ganz oder teilweise durch Vereinbarung begrenzt werden.

(2) Soweit es die Verhältnisse des Auftrages ermöglichen, soll in Vereinbarungen über Selbstkostenerstattungspreise vorgesehen werden, daß für einzelne Kalkulationsbereiche feste Sätze gelten.

§ 8

Ermittlung der Selbstkostenpreise

Werden Selbstkostenpreise (§§ 5 bis 7) vereinbart, so sind die als Anlage beigefügten Leitsätze für die Preisermittlung auf Grund von Selbstkosten anzuwenden.

§ 9
Prüfung der Preise

(1) Der Auftragnehmer hat den für die Preisbildung und Preisüberwachung zuständigen Behörden das Zustandekommen des Preises auf Verlangen nachzuweisen. Aus den Unterlagen muß ersichtlich sein, daß der Preis nach den Vorschriften dieser Verordnung zulässig ist. Diese Unterlagen sind, soweit nicht andere Vorschriften eine längere Frist vorsehen, mindestens 5 Jahre aufzubewahren.

(2) Die für die Preisbildung und Preisüberwachung zuständigen Behörden sind berechtigt, zu prüfen, ob die Vorschriften dieser Verordnung beachtet worden sind. Der Auftragnehmer und die für die Leistung des Unternehmens verantwortlichen Personen sind verpflichtet, die zu diesem Zwecke erforderlichen Auskünfte zu erteilen.

(3) Die für die Preisbildung und Preisüberwachung zuständigen Behörden können die Unterlagen einsehen, Abschriften oder Auszüge aus diesen Unterlagen anfertigen lassen und die Betriebe besichtigen.

§ 10
Feststellung der Angemessenheit von Selbstkostenpreisen durch öffentliche Autraggeber

(1) Der öffentliche Auftraggeber ist, sofern der Bundesminister für Wirtschaft ihn hierzu allgemein oder im Einzelfall ermächtigt hat, berechtigt, im Benehmen mit der für die Preisbildung und Preisüberwachung zuständigen Behörde festzustellen, daß ein Selbstkostenpreis den Vorschriften dieser Verordnung entspricht. § 9 Abs. 2 Satz 2 und Abs. 3 gelten entsprechend. Die Feststellung ist bei einem Selbstkostenfestpreis nur in der Zeit von der Angebotsabgabe bis zum Abschluß der Vereinbarung zulässig. Das gleiche gilt bei einem Selbstkostenrichtpreis oder Selbstkostenerstattungspreis hinsichtlich vereinbarter fester Sätze für einen Kalkulaltionsbereich.

(2) Die Beanspruchung des Auftragnehmers durch Feststellungen gemäß Absatz 1 hat sich in angemessenem Verhältnis zur wirtschaftlichen Bedeutung der Leistung für den Auftraggeber und den Auftragnehmer zu halten.

(3) Der Auftragnehmer kann bei der für die Preisbildung und Preisüberwachung zu ständigen Behörde ihre Beteiligung an der Feststellung der Selbstkostenpreise beantragen.

(4) Bestehen zwischen dem Auftraggeber und dem Auftragnehmer über das Ergebnis der Feststellung Meinungsverschiedenheiten, so sollen Auftraggeber und Auftragnehmer zunächst eine gütliche Einigung über den Selbstkostenpreis anstreben. Kommt eine Einigung nicht zustande, so setzt auf Antrag eines Beteiligten die für den Sitz des Auftragnehmers zuständige Preisbildungsstelle den Selbstkostenpreis fest.

(5) Eine Ermächtigung nach Absatz 1 darf den Unternehmen des Privatrechts, denen die Vergabe von Aufträgen durch juristische Personen des öffentlichen Rechts übertragen wurde, nicht gegeben werden.

(6) Die Behörden der Besatzungslastenverwaltung stehen bei der Feststellung von Selbstkostenpreisen hinsichtlich der in § 2 Abs. 3 bezeichneten Leistungen den öffentlichen Auftraggebern gleich.

§ 11
Zuwiderhandlungen

Zuwiderhandlungen gegen die Bestimmungen dieser Verordnung werden nach den Strafbestimmungen des Gesetzes zur Vereinfachung des Wirtschaftsstrafrechts (Wirtschaftsstrafgesetz) vom 26. Juli 1949 (WiGBl. S. 193) in der Fassung des Gesetzes vom 25. März 1952 (Bundesgesetzbl. I S. 188) / 17. Dezember 1952 (Bundesgesetzbl. I S. 805) geahndet.

§ 12

Inkrafttreten

(1) Diese Verordnung tritt am 1. Januar 1954 in Kraft.

(2) Für die vor dem Inkrafttreten dieser Verordnung abgeschlossenen, vom Auftragnehmer noch nicht oder noch nicht voll erfüllten Verträge gilt folgendes:

1. Vereinbarungen, nach denen Marktpreise oder Selbstkostenfestpreise zu zahlen sind, bleiben unberührt.
2. Selbstkostenrichtpreise sind nach den Vorschriften dieser Verordnung umzuwandeln.
3. Selbstkostenerstattungspreise sind nach den Vorschriften dieser Verordnung für diejenigen Leistungen, Teilleistungen und Teile von Leistungen zu ermitteln, die nach dem Inkrafttreten dieser Verordnung erbracht werden.

(3) Nachstehende Vorschriften treten außer Kraft, soweit sie nicht nach den in Absatz 4 genannten Vorschriften weiter anzuwenden sind:

1. die Verordnung über die Preise bei öffentlichen Aufträgen (VPÖ) vom 11. August 1943 (Reichsgesetzbl. I S. 482),
2. die Verordnung über die Preisermittlung auf Grund der Selbstkosten bei Leistungen für öffentliche Auftraggeber vom 15. November 1938 (Reichsgesetzbl. I S. 1623) in der Fassung der Änderungsverordnung vom 12. Februar 1942 (Reichsgesetzbl. I S. 89) und deren Anlage, die Leitsätze für die Preisermittlung auf Grund der Selbstkosten bei Leistungen für öffentliche Auftraggeber (LSÖ) vom 15. November 1938 (Reichsgesetzbl. I S. 1624) / vom 12. Februar 1942 (Reichsgesetzbl. I S. 89).

(4) Nachstehende Bestimmungen sind vom Tage des Inkrafttretens dieser Verordnung an nur noch auf Bauleistungen im Sinne der Baupreisverordnung vom 11. Mai 1951 anzuwenden:

1. Die Erste Durchführungsverordnung zur Verordnung über die Preisermittlung auf Grund der Selbstkosten bei Leistungen für öffentliche Auftraggeber und zur Verordnung über die Preisermittlung auf Grund der Selbstkosten bei Bauleistungen für öffentliche Auftraggeber vom 11. März 1941 (Reichsgesetzbl. I S. 140) mit deren Anlage, den Leitsätzen für die Preisermittlung nach den LSÖ und LSBÖ bei mittelbaren Leistungen für öffentliche Auftraggeber vom 11. März 1941 (Reichsgesetzbl. S. 140),
2. Bekanntmachung von Richtsätzen für die Bemessung des kalkulatorischen Gewinnes nach den LSÖ und LSBÖ (1. Bekanntmachung LSÖ, LSBÖ) vom 12. Februar 1942 (RA Nr. 51),
3. § 6 der Anordnung über Preisbildung und Preisüberwachung nach der Währungsreform vom 25. Juni 1948 (WiGBl. S. 61).

Anlage
zur Verordnung PR Nr. 30/53
vom 21. November 1953

Leitsätze für die Preisermittlung auf Grund von Selbstkosten

I. Allgemeines

Nr. 1 **Geltungsbereich**

(1) Die Leitsätze regeln die Preisermittlung auf Grund von Selbstkosten,

a) soweit Rechtsverordnungen oder Verfügungen
   aa) die Anwendung dieser Leitsätze vorschreiben oder
   bb) dem Auftraggeber das Recht einräumen, die Anwendung dieser Leitsätze zu fordern und er von diesem Recht Gebrauch macht oder

b) soweit Auftraggeber und Auftragnehmer die Anwendung dieser Leitsätze preisrechtlich zulässig vereinbaren.

(2) Sie regeln insbesondere die Preisermittlung bei allen Vereinbarungen gemäß §§ 5 bis 8 der Verordnung PR Nr. 30/53 über die Preise bei öffentlichen Aufträgen vom 21. November 1953 (Bundesanzeiger Nr. 244 vom 18. Dezember 1953).

Nr. 2 **Einrichtung und Ausgestaltung des Rechnungswesens**

Der Auftragnehmer ist zur Führung eines geordneten Rechnungswesens verpflichtet. Dieses muß jederzeit die Feststellung der Kosten und Leistungen, die Abstimmung der Kosten- und Leistungsrechnung mit der Aufwands- und Ertragsrechnung sowie die Ermittlung von Preisen auf Grund von Selbstkosten ermöglichen.

Nr. 3 **Erklärung des Auftragnehmers**

Der öffentliche Auftraggeber kann vom Auftragnehmer eine Erklärung darüber verlangen,

a) daß die in der Preisermittlung auf Grund von Selbstkosten angesetzten Preise und Entgelte den preisrechtlichen Vorschriften entsprechen und

b) daß die Preisermittlung auf Grund von Selbstkosten nach diesen Leitsätzen vorgenommen wurde.

II. Preisermittlung auf Grund von Selbstkosten

Nr. 4 **Kosten und Selbstkostenpreise**

(1) Die Kosten werden aus Menge und Wert der für die Leistungserstellung verbrauchten Güter und in Anspruch genommenen Dienste ermittelt.

(2) In Preisermittlungen auf Grund von Selbstkosten im Sinne dieser Leitsätze sind nach Art und Höhe nur diejenigen Kosten zu berücksichtigen, die bei wirtschaftlicher Betriebsführung zur Erstellung der Leistungen entstehen.

(3) Der Selbstkostenpreis im Sinne dieser Leitsätze ist gleich der Summe der nach diesen Leitsätzen ermittelten, der Leistung zuzurechnenden Kosten zuzüglich des kalkulatorischen Gewinnes (Nummern 51 und 52).

(4) Ist das betriebsindividuelle Rechnungswesen, insbesondere hinsichtlich der Bewertung, nach Grundsätzen aufgebaut, die von den Bestimmungen dieser Leitsätze abweichen, so dürfen die nach diesen Leitsätzen für die Selbstkostenpreisermittlung zulässigen Kosten aus der betriebsindividuellen Betriebsabrechnung im Wege der Zu- und Absetzung entwickelt werden, sofern hierdurch die Nachweisbarkeit erhalten bleibt.

Nr. 5 **Arten der Preisermittlung auf Grund von Selbstkosten**

(1) Nach dem Zeitpunkt sind zu unterscheiden:

a) Vorkalkulationen (Kalkulationen, die zeitlich der Leistungserstellung vorausgehen),

b) Nachkalkulationen (Kalkulationen, die zeitlich nach der Leistungserstellung durchgeführt werden).

(2) Nach dem Verfahren sind zu unterscheiden:

a) Divisionsverfahren (Divisionsrechnungen, Äquivalenzziffernrechnungen),

b) Zuschlagsverfahren (Verrechnungssatzverfahren [Sortenrechnungen und Auftragsrechnungen]),

c) Mischformen von a) und b).

Nr. 6 **Arten der Selbstkostenpreise**

Preise auf Grund von Selbstkosten können ermittelt werden

a) durch Vorkalkulationen als Selbstkostenfestpreise oder Selbstkostenrichtpreise,

b) durch Nachkalkulationen als Selbstkostenerstattungspreise,

c) durch Vorkalkulationen der Kosten einzelner und durch Nachkalkulationen der Kosten der übrigen Kalkulationsbereiche.

Nr. 7 **Mengenansatz**

(1) Soweit Abschnitt III nichts Abweichendes bestimmt, sind unter Berücksichtigung des Grundsatzes wirtschaftlicher Betriebsführung als Mengensätze zugrunde zu legen

a) bei Preisvereinbarungen auf Grund von Vorkalkulationen
die bei der Leistungserstellung zu verbrauchenden Güter und in Anspruch zu nehmenden Dienste, wie sie im Zeitpunkt der Angebotsabgabe voraussehbar sind,

b) bei Preisvereinbarungen auf Grund von Nachkalkulationen
die bei der Leistungserstellung tatsächlich verbrauchten Güter und in Anspruch genommenen Dienste.

(2) Bei Preisvereinbarungen auf der Grundlage der Vorkalkulation der Kosten einzelner und der Nachkalkulation der Kosten der übrigen Kalkulationsbereiche gelten die Bestimmungen des Absatzes 1 jeweils für die einzelnen Kalkulationsbereiche entsprechend.

Nr. 8 **Bewertung**

(1) Für die Bewertung der Güter und Dienste sind, soweit im Abschnitt III nichts Abweichendes bestimmt wird, zugrunde zu legen

a) bei Preisvereinbarungen auf Grund von Vorkalkulationen
Tagespreise für Güter und entsprechende Entgelte für Dienste, abgestellt auf den Zeitpunkt der Angebotsabgabe,

b) bei Preisvereinbarungen auf Grund von Nachkalkulationen
Anschaffungspreise für Güter und entsprechende Entgelte für Dienste, soweit Güter und Dienste für den Auftrag besonders beschafft wurden,
Tagespreise, abgestellt auf den Zeitpunkt der Lagerentnahme, soweit Stoffe nicht besonders für den Auftrag beschafft sondern dem Lager entnommen wurden.

(2) Bei Preisvereinbarungen auf der Grundlage der Vorkalkulation der Kosten einzelner und der Nachkalkulation der Kosten der übrigen Kalkulationsbereiche gelten die Bestimmungen des Absatzes 1 jeweils für die einzelnen Kalkulationsbereiche entsprechend.

Nr. 9 **Allgemeine Angaben zu Preiskalkulationen**

(1) Zu jeder Preiskalkulation sind anzugeben

a) die genaue Bezeichnung des Kalkulationsgegenstandes (Auftrag-, Stücklisten- und Zeichnungsnummer, Zeichnungsänderungsvermerke, Bau- oder Musternummer u. dgl.),

b) das Lieferwerk und die Fertigungsabteilung,

c) die Bezugsmenge, auf die die Zahlenangabe der Kalkulation abgestellt sind (Stück, kg, m u. dgl.),

d) der Tag des Abschlusses der Kalkulation,

e) die Liefermenge, für die insgesamt die Kalkulation maßgebend sein soll,

f) die Lieferbedingungen, soweit sie die Höhe des Selbstkostenpreises beeinflussen.

(2) Zu Nachkalkulationen sind ferner anzugeben

a) der Zeitabschnitt, in dem die abgerechneten Leistungen erstellt wurden,

b) die den abgerechneten Leistungen vorausgegangenen und laut Auftragsbestand oder Auftragszusage noch folgenden gleichartigen Leistungen.

Nr. 10 **Gliederung der Preiskalkulationen**

(1) Unter Beachtung von Nummer 2 und Nummer 4 Absatz 4 kann der Auftraggeber mit dem Auftragnehmer bestimmte Muster für Vor- und Nachkalkulationen vereinbaren.

(2) Vor- und Nachkalkulationen sind in der Gliederung so aufeinander abzustimmen, daß Vergleiche möglich sind.

(3) Unter Beachtung von Nummer 2 ist unbeschadet einer den Bedürfnissen einer prüfungsfähigen Preisermittlung entsprechenden, weitergehenden betriebsindividuellen Gliederung oder sonst vereinbarten Gliederung, mindestens wie folgt nach Kalkulationsbereichen zu gliedern, soweit in den Absätzen 4 bis 6 nichts anderes bestimmt wird:

Fertigungsstoffkosten
Fertigungskosten
Entwicklungs- und Entwurfskosten
Verwaltungskosten
Vertriebskosten
  Selbstkosten
Kalkulatorischer Gewinn
  Selbstkostenpreis.

(4) Innerhalb der Kalkulationsbereiche sind Einzel- und Gemeinkosten getrennt auszuweisen, soweit dies nach dem angewandten Kalkulationsverfahren (vgl. Nummer 5 Absatz 2) möglich und branchenüblich ist. Innerhalb der Einzelkosten ist gegebenenfalls nach Fertigungs- und Sondereinzelkosten zu unterscheiden. Sonderkosten, die nach Abschnitt III ausgewiesen werden müssen, sind in den entsprechenden Kalkulationsbereichen aufzuführen.

(5) Die Zwischensumme Herstellkosten ist an der Stelle einzuordnen, an der sie branche- oder betriebsüblich gezogen wird.

(6) Soweit es die Wirtschaftlichkeit der Rechnungsführung erfordert, können folgende Gemeinkosten zusammengefaßt werden:

Stoffgemeinkosten und Fertigungsgemeinkosten, Verwaltungsgemeinkosten und Vertriebsgemeinkosten.

(7) Läßt es die Kostenrechnung unter Beachtung der Grundsätze eines geordneten Rechnungswesens gemäß Nummer 2 zu, so kann sich die Nachkalkulation auf die Erfassung der Unterschiedsbeträge gegenüber der Vorkalkulation beschränken.

(8) Bei Leistungen, die in gleicher oder ähnlicher Art vom Auftragnehmer bereits erstellt worden sind, kann die Preisermittlung aus den Nachkalkulationen unter Berücksichtigung eingetretener Kostenänderungen abgeleitet werden.

III. Bestandteile des Selbstkostenpreises

A. Stoffe

Nr. 11 **Fertigungsstoffe**

(1) Als Fertigungsstoffe sind zu erfassen

a) Einsatz- und Fertigungsstoffe (Grundstoffe und Halbzeuge, die Bestandteile der Erzeugnisse werden),

b) Zwischenerzeugnisse (Erzeugnisse, die sich in Zwischenstufen der Fertigung ergeben oder solche Teile für die eigenen Erzeugnisse, die im Sinne des Fertigungsprogrammes nicht selbständige, absatzbestimmte Fertigungserzeugnisse darstellen),

c) auswärts bezogene Fertigerzeugnisse (vollständig fertige Erzeugnisse, die auf Grund eigener oder fremder Zeichnungen, Entwürfe oder dgl. von fremden Betrieben gefertigt, jedoch mit eigenen Erzeugnissen fertigungstechnisch verbunden werden).

(2) Auf Nummer 13 Absatz 3 wird verwiesen.

Nr. 12 **Auswärtige Bearbeitung**

(1) Als auswärtige Bearbeitung ist entweder der Bezug von Zwischenerzeugnissen aus kostenlos beigestellten Stoffen oder die Übernahme einzelner Fertigungsvorgänge durch Fremdbetriebe (Lohnarbeiten) zu verstehen.

(2) Werden betriebseigene Fertigungsstoffe in Fremdbetrieben bearbeitet, so sind die Kosten dieser Fremdleistung als gesonderte Kostenart zu verrechnen und in der Kalkulation gesondert auszuweisen. Das gleiche gilt für Lohnarbeiten fremder Zulieferer.

(3) Fertigungsgemeinkosten der werkseigenen Fertigungsstellen dürfen auf fremde Lohnarbeitskosten nicht in Ansatz gebracht werden.

Nr. 13 **Hilfs- und Betriebsstoffe**

(1) Die Hilfsstoffe der Fertigung sind, sofern sie nicht aus verrechnungstechnischen Gründen innerhalb der Gemeinkosten verrechnet werden, wie Fertigungsstoffe zu behandeln.

(2) Betriebsstoffe zählen nicht zu den Fertigungsstoffen.

(3) Die Abgrenzung zwischen Fertigungsstoffen, Hilfs- und Betriebsstoffen soll nach einheitlichen Gesichtspunkten stetig durchgeführt werden.

Nr. 14 **Sonderbetriebsmittel**

(1) Sonderbetriebsmittel sind alle Arbeitsgeräte, die ausschließlich für die Fertigung des jeweiligen Liefergegenstandes verwendet werden. Es gehören hierzu u.a. besondere Modelle, Gesenke, Schablonen, Schnitte und ähnliche Vorrichtungen, Sonderwerkzeuge und Lehren.

(2) Die Kosten der Sonderbetriebsmittel sind, falls es sich um einen einmaligen Lieferauftrag handelt, einmalig abzugelten oder sonst mit angemessenen Tilgungsanteilen in den Kalkulationen der Liefergegenstände als Sonderkosten der Fertigung zu verrechnen.

(3) Der Verlauf und Stand der Tilgung durch die auf Liefergegenstände verrechneten Anteile müssen buch- oder karteimäßig nachweisbar sein.

Nr. 15 **Brennstoffe und Energie**

(1) Zu Brennstoffen und Energie zählen feste, flüssige und gasförmige Brenn- und Treibstoffe, Dampf, Strom, Preßluft und Preßwasser.

(2) Die Brennstoff- und Energiekosten sind verrechnungstechnisch wie Betriebsstoffe zu behandeln.

Nr. 16 **Mengenermittlung**

(1) Als Verbrauch ist die Einsatzmenge je Stoffart einschließlich des bei normalen Fertigungsbedingungen entstehenden Verarbeitungsabfalles (z. B. Verschnitt oder Späne) oder einschließlich des Zuschlages für Ausschuß beim Einbau anzusetzen. Verwertungsfähige Reststoffe sind durch Reststoffgutschriften zu erfassen.

(2) Soweit die Verbrauchsmengen durch Nachweise, Meßeinrichtungen oder dgl. erfaßt werden können, sind deren Angaben für den Mengenansatz maßgebend. Anderenfalls sind die Verbrauchsmengen durch andere objektive Maßstäbe, Stichproben oder dgl. zu ermitteln.

(3) Die einzusetzenden Mengen sind in Vorkalkulationen aus Zeichnungen, Stücklisten, Rezepturvorschriften, Stoffbedarfszusammenstellungen oder dgl. in Nachkalkulationen aus Verbrauchsaufschreibungen oder dgl. zu ermitteln.

Nr. 17 **Bewertung**

(1) Die Stoffe u. dgl. sind mit Preisen des Zeitpunktes gemäß Nummer 8 zu bewerten. Die Preise gemäß Satz 1 können auch als Einstandspreise berechnet werden (vgl. Nummer 18).

(2) Für Lagerstoffe können Verrechnungspreise verwendet werden. Sie müssen auf wirklichkeitsnahen Ermittlungen beruhen, in Vorkalkulationen den Preisen gemäß Nummer 8 Absatz 1a und in Nachkalkulationen den Preisen gemäß Nummer 8 Absatz 1b nahekommen. Verrechnungspreise sollen in kürzeren Zeiträumen nur abgewandelt werden, wenn grundlegende Änderungen der Preise eingetreten sind.

(3) Standardwerte oder Standardsätze sind durch Preise gemäß Nummer 8 oder Absatz 2 zu ersetzen oder in solche Preise umzurechnen.

(4) Von den Bewertungsgrundsätzen dieser Leitsätze abweichende Regelungen sind, soweit keine anderen Rechtsvorschriften entgegenstehen, zulässig. Sie bedürfen vertraglicher Vereinbarung.

Nr. 18 **Einstandspreis**

(1) Der Einstandspreis versteht sich im Regelfall frei Werk des Bestellers. Er beinhaltet den Preis der beschafften Güter einschließlich der mittelbaren Lieferkosten wie Fracht, Porto, Rollgeld und Verpackung.

(2) Der Auftragnehmer hat beim Einkauf alle geschäftsüblichen Vorteile zugunsten des Auftraggebers wahrzunehmen.

(3) Erzielte Mengenrabatte, Preisnachlässe, Gutschriften für Treue-, Jahres- und Umsatzrabatte, für zurückgesandte Verpackung und ähnliches sind zu belegen und bei Ermittlung des Einstandspreises abzusetzen, sofern nicht aus abrechnungstechnischen Gründen eine andersartige Verrechnung in den Selbstkosten erfolgt.

Nr. 19 **Zulieferungen aus eigenen Vorbetrieben**

(1) Bei Zulieferungen marktgängiger Leistungen aus eigenen Vorbetrieben gelten als Einstandspreise die jeweiligen Marktpreise unter Berücksichtigung der eingesparten Vertriebskosten und der üblichen Nachlässe.

(2) Bei Zulieferungen nicht marktgängiger Leistungen aus eigenen Vorbetrieben gelten als Einstandspreise,

a) falls solche Lieferungen in einem Geschäftszweig üblich sind,
die nach diesen Leitsätzen ermittelten Selbstkosten,

b) falls solche Zulieferungen in einem Geschäftszweig nicht üblich sind, die nach diesen Leitsätzen ermittelten Selbstkostenpreise.

Nr. 20 **Beistellung von Stoffen**

Vom Auftraggeber kostenlos beigestellte Stoffe sind, soweit sie Gemeinkosten verursachen, entsprechend ihrem gegebenenfalls geschätzten Wert den Stoffkosten zuzuschlagen und sodann von den Selbstkosten mit dem gleichen Wert wieder abzusetzen.

Nr. 21 **Reststoffe**

(1) Verwendungsfähige Reststoffe sind, soweit eine Weiterverwendung im eigenen Betrieb möglich ist, wie Stoffe zu bewerten und den Stoffkosten gutzuschreiben.

(2) Veräußerte oder veräußerungsfähige Reststoffe sind mit den durchschnittlich erzielten oder erzielbaren Erlösen, vermindert um die bei der Aufbereitung und Veräußerung entstandenen Kosten, den Stoffkosten gutzuschreiben.

B. Löhne, Gehälter und andere Personalkosten

Nr. 22 **Verrechnung**

(1) Bei Löhnen, Gehältern und kalkulatorischem Unternehmerlohn sind im Falle der Anwendung des Zuschlagsverfahrens gemäß Nummer 5 Absatz 2b zu unterscheiden

a) unmittelbar dem Kostenträger zurechenbare Kosten: Fertigungslöhne, Fertigungsgehälter und unmittelbar auf die Fertigung entfallender Unternehmerlohn (Unternehmerfertigungslohn),

b) mittelbar dem Kostenträger zurechenbare Kosten: Hilfslöhne, sonstige Gehälter und nicht unmittelbar auf die Fertigung entfallender Unternehmerlohn.

(2) Der kalkulatorische Unternehmerlohn kann auch unter den kalkulatorischen Kostenarten ausgewiesen werden.

(3) Die Kostenrechnung nach den Absätzen 1 und 2 soll nach einheitlichen Grundsätzen stetig durchgeführt werden.

Nr. 23 **Ansatz**

In den Vor- und Nachkalkulationen dürfen Löhne, Gehälter und andere Personalkosten nach Art und Umfang nur insoweit berücksichtigt werden, als sie den Grundsätzen wirtschaftlicher Betriebsführung entsprechen (vgl. Nummer 4).

Nr. 24 **Bewertung**

(1) In Vor- und Nachkalkulationen sind die tariflichen oder, soweit sie angemessen sind, die mit dem Arbeitnehmer vereinbarten Löhne und Gehälter einzusetzen.

(2) Bei Einzelkaufleuten und Personengesellschaften kann als Entgelt für die Arbeit der ohne feste Entlohnung tätigen Unternehmer ein kalkulatorischer Unternehmerlohn in der Kostenrechnung berücksichtigt werden. Auch für die ohne feste Entlohnung mitarbeitenden Angehörigen der Unternehmer kann ein ihrer Tätigkeit entsprechendes Entgelt kalkulatorisch verrechnet werden.

(3) Der kalkulatorische Unternehmerlohn ist unabhängig von den tatsächlichen Entnahmen des Unternehmers in der Höhe des durchschnittlichen Gehaltes eines Angestellten mit gleichwertiger Tätigkeit in einem Unternehmen gleichen Standorts, gleichen Geschäftszweiges und gleicher Bedeutung oder mit Hilfe eines anderen objektiven Leistungsmaßstabes zu bemessen. Die Größe des Betriebes, der Umsatz und die Zahl der in ihm tätigen Unternehmer sind zu berücksichtigen.

Nr. 25 **Sozialkosten**

(1) Sozialkosten sind zu gliedern in

a) gesetzliche Sozialaufwendungen wie Arbeitgeberbeiträge zur Sozialversicherung (Invaliden-, Angestellten-, Knappschafts-, Kranken- und Unfallversicherung) und zur Arbeitslosenversicherung,

b) tarifliche Sozialaufwendungen,

c) zusätzliche Sozialaufwendungen zugunsten der Belegschaft.

(2) Angesetzt werden dürfen

a) die gesetzlichen und tariflichen Sozialaufwendungen in tatsächlicher Höhe,

b) die zusätzlichen Sozialaufwendungen, soweit sie nach Art und Höhe betriebs- oder branchenüblich sind und dem Grundsatz wirtschaftlicher Betriebsführung entsprechen.

C. Instandhaltung und Instandsetzung

Nr. 26 **Ansatz**

(1) Aufwendungen für laufende Instandhaltung und Instandsetzung von Betriebsbauten, Betriebseinrichtungen, Maschinen, Vorrichtungen, Werkzeugen u. dgl. sind Kosten. Sofern diese Kosten stoßweise anfallen, sind sie dem Verbrauch entsprechend ratenweise zu verrechnen (Quoten- und Ratenrechnung).

(2) Instandsetzungskosten sind für die Benutzungsdauer des Anlagegegenstandes in den Abschreibungen zu verrechnen,

a) sofern durch die Instandsetzung der Wert des Anlagegegenstandes gegenüber demjenigen im Zeitpunkt seiner Anschaffung wesentlich erhöht wird (werterhöhende Instandsetzungen) oder

b) sofern die Instandsetzung bezweckt, die Lebensdauer des Anlagegegenstandes über die ursprüngliche technisch bedingte Lebensdauer hinaus (vgl. Nummer 39 Absatz 1) zu verlängern.

D. Entwicklungs-, Entwurfs- und Versuchsaufträge

Nr. 27 **„Freie“ und „gebundene“ Entwicklung**

Entwicklungs- und Entwurfsarbeiten, Forschungen, Versuche und Herstellung von Probestücken, die die werkseigene sogenannte „freie“ Entwicklung überschreiten, sind zwischen Auftraggeber und Auftragnehmer ausdrücklich zu vereinbaren („gebundene“ Entwicklung).

Nr. 28 **Nachweis**

(1) Alle Aufwendungen für die werkseigene „freie“ und für die „gebundene“ Entwicklung sowie die für ihre Abgeltung verrechneten Beträge sind, nach Entwicklungsaufgaben getrennt, nachzuweisen. Einzelheiten für diesen Nachweis sind gegebenenfalls im Einvernehmen mit dem Auftraggeber festzulegen.

(2) In den Kalkulationen sind die Entwicklungs- und Entwurfskosten getrennt nach „freier“ und „gebundener“ Entwicklung gesondert auszuweisen.

E. Fertigungsanlauf, Bauartänderungen

Nr. 29 **Ansatz**

Soweit bei einem Auftrag zusätzliche, im Regelfalle nicht vorkommende Stoffkosten und Fertigungskosten anfallen, z. B. durch amtliche Abnahme, durch Überstunden und Sonntagsarbeit, durch das Anlaufen einer neuartigen Fertigung, durch das Anlernen neuer Arbeitskräfte oder durch Bauartänderungen auf Veranlassung des Auftraggebers, sind diese in der Kostenrechnung und in den Kalkulationen gesondert auszuweisen.

F. Steuern, Gebühren, Beiträge

Nr. 30 **Steuern**

Für die Zwecke der Preisermittlung auf Grund von Selbstkosten sind zu unterscheiden

a) Steuern, die Kosten im Sinne dieser Leitsätze sind (kalkulierbare Steuern), insbesondere

die Gewerbesteuer (auch Gewerbeertrag- und Lohnsummensteuer), die Vermögensteuer und die Grundsteuer, die Kraftfahrzeugsteuer und die Beförderungssteuer.

Als Sonderkosten sind in den Kalkulationen insbesondere auszuweisen

die Umsatzsteuer sowie besondere auf dem Erzeugnis lastende Verbrauchsteuern.

b) Steuern, die nicht Kosten im Sinne dieser Leitsätze sind (nicht kalkulierbare Steuern), insbesondere

die Einkommen-, Körperschaft- und Kirchensteuer, das veranlagte Notopfer Berlin, die Erbschaft- und Schenkungsteuer.

Nr. 31 **Lastenausgleich**

Ausgleichabgaben im Sinne des Gesetzes über den Lastenausgleich vom 14. August 1952 (Bundesgesetzbl. I S. 446)*) sind nicht Kosten im Sinne dieser Leitsätze.

Nr. 32 **Gebühren und Beiträge**

(1) Pflichtgebühren und Pflichtbeiträge sind Kosten, soweit sie für betriebliche Zwecke aufgewendet werden.

(2) Nicht auf gesetzliche Verpflichtungen beruhende Beiträge oder Zuwendungen an Vereinigungen und Körperschaften, die dem Betriebsinteresse dienen, können in angemessener Höhe berücksichtigt werden.

G. Lizenzen, Patente und gewerblicher Rechtsschutz

Nr. 33 **Ansatz und Verrechnung**

(1) Lizenzgebühren sind insoweit Kosten im Sinne dieser Leitsätze, als sie in angemessenem Verhältnis zu Umsatzmenge und Verkaufspreis der Leistungen stehen. Die für die Verrechnung von Lizenzgebühren in Betracht kommenden Lizenzverträge sind dem Auftraggeber auf Verlangen zur Einsicht vorzulegen.

(2) Ausgaben zum Erwerb von Fremdpatenten sind zu aktivieren und kalkulatorisch abzuschreiben oder periodisch abzugrenzen und ratenweise als Kosten zu verrechnen.

(3) Lizenzgebühren, sowie Gebühren für den gewerblichen Rechtsschutz, Fremd- und Eigenpatentkosten sind in den Kalkulationen als Sonderkosten auszuweisen, sofern sie bestimmte Erzeugnisse oder Erzeugnisgruppen betreffen.

---

*) GVBl. S. 785.

H. Mieten, Büro-, Werbe- und Transportkosten u. dgl.

Nr. 34 **Mengenansatz und Bewertung**

Für die Bemessung sonstiger Kostenarten, insbesondere der

Mieten und Pachten
Bürokosten
Werbe- und Repräsentationskosten
Transportkosten
Kosten des Zahlungsverkehrs

gelten die Nummern 4 und 16 bis 21 sinngemäß.

I. Vertriebssonderkosten

Nr. 35 **Vertreterprovisionen**

(1) Eine Provision oder ähnliche Vergütung an einen Handelsvertreter darf in voller Höhe nur berücksicht werden, wenn bei Vorbereitung, Abschluß oder Abwicklung des öffentlichen Auftrages die Mitarbeit des Handelsvertreters notwendig ist und wenn sie sich in angemessenen Grenzen hält; den Absatzverhältnissen des Auftragnehmers soll dabei gebührend Rechnung getragen werden. In allen übrigen Fällen ist ein angemessener Abschlag vorzunehmen.

(2) Die Höhe der in Selbstkostenpreisen anrechenbaren Provisionen und ähnlichen Vergütungen an Handelsvertreter kann durch Vereinbarung zwischen Auftraggeber und Auftragnehmer begrenzt werden.

(3) Provisionen und ähnliche Vergütungen sind in den Kalkulationen gesondert auszuweisen.

Nr. 36 **Versandbedingungen und Versandkosten**

Nach Maßgabe der vereinbarten Liefer- und Versandbedingungen sind die Kosten der Verpackung, die Versandfrachten, die Rollgelder, die Transportversicherung und ähnliches in der Kalkulation gesondert auszuweisen, sofern aus Gründen der Wirtschaftlichkeit der Rechnungsführung nicht eine andere Art der Verrechnung in den Kosten vorgenommen wird.

K. Kalkulatorische Kosten

a) Anlageabschreibungen

Nr. 37 **Begriff**

(1) Anlageabschreibungen sind die Kosten der Wertminderung betriebsnotwendiger Anlagegüter.

(2) Der Abschreibungsbetrag kann sowohl je Zeiteinheit als auch je Leistungseinheit (Tonne, Stück, Maschinenstunde oder dgl.) ermittelt werden.

Nr. 38 **Abschreibungsbetrag und Bewertungsgrundsatz**

(1) Der Abschreibungsbetrag für Anlagegüter ist unabhängig von den Wertansätzen in der Handels- und Steuerbilanz zu verrechnen. Er ergibt sich durch Teilung des Anschaffungspreises oder der Herstellkosten durch die Gesamtnutzung. Die mit der Errichtung und Ingangsetzung verbundenen Kosten rechnen zu den Anschaffungs- oder Herstellkosten.

(2) Falls die Abweichung erheblich und nicht nur vorübergehend ist, können bei der Berechnung der Abschreibungen unter der Voraussetzung einheitlicher und stetiger Anwendung des Grundsatzes der Bewertung zu Wiederbeschaffungspreisen berücksichtigt werden,

a) an Stelle des Anschaffungspreises der auf den Zeitpunkt gemäß Absatz 3 bezogene Wiederbeschaffungspreis einer gleich leistungsfähigen Anlage,

b) an Stelle der tatsächlichen Herstellkosten: die Herstellkosten in einem Zeitpunkt gemäß Absatz 3 für die Neufertigung einer gleich leistungsfähigen Anlage.

(3) Maßgebend ist folgender Zeitpunkt:

a) für Anlagegüter, die bereits am 20. Juni 1948 vorhanden waren: der 30. August 1948 oder 30. August 1949, je nachdem welcher dieser beiden Zeitpunkte zu dem niedrigeren Wiederbeschaffungspreis oder den niedrigeren Herstellkosten für eine Neufertigung führt,

b) für Anlagegüter, die nach dem 20. Juni 1948 beschafft wurden: der Zeitpunkt der Preisermittlung.

(4) Der niedrigere der beiden in Absatz 3a bezeichneten Wiederbeschaffungspreise kann, falls er sich nicht aus den Unterlagen unmittelbar ergibt, ausgehend von dem höheren dieser beiden Preise durch gewissenhafte Schätzung ermittelt werden.

Nr. 39 **Nutzung der Anlagen**

(1) Für den Umfang der Gesamtnutzung ist die erfahrungsmäßige Lebensdauer der Anlagen oder ihre geschätzte Leistungsmenge unter Berücksichtigung der üblichen technischen Leistungsfähigkeit maßgebend.

(2) Die Schätzung der Nutzung für die einzelnen Anlagegüter und die Schätzung der Nutzung für Gruppen gleichartiger Anlagegüter ist in regelmäßigen Zeitabständen zu prüfen. Daraus sich ergebende Mehr- oder Minderabschreibungen sind unter Berücksichtigung von Nummer 49 Absatz 3 und Nummer 50 als Abschreibungswagnis anzusetzen; Auftraggeber und Auftragnehmer können Abweichendes vereinbaren.

(3) Ist die bisherige Nutzung nicht einwandfrei zu ermitteln, so kann der kalkulatorische Restwert der Anlage (Tagesneuwert der Anlage abzüglich der bisherigen Wertminderung) geschätzt und als Ausgangswert für die Berechnung der Abschreibung verwendet werden.

Nr. 40 **Berücksichtigung abweichender Kosten**

Werden für Anlagegüter zur Ermittlung der Abschreibungen Wiederbeschaffungswerte gemäß Nummer 38 Absatz 2 zugrunde gelegt, so sind diese Wiederbeschaffungswerte entsprechend der geringeren Wirtschaftlichkeit der vorhandenen Anlagegüter gegenüber wiederzubeschaffenden Anlagen gleicher Leistungsfähigkeit zu berichtigen.

Nr. 41 **Sonderabschreibungen**

Der Ansatz höherer Anlageabschreibungen als gemäß Nummer 38 bis 40 zum Ausgleich einer ursprünglich nicht voraussehbaren technischen Entwicklung oder Bedarfsverschiebung oder aus anderem Anlaß (Sonderabschreibungen) ist nur zulässig, wenn er mit dem Auftraggeber ausdrücklich vereinbart worden ist. Abschreibungssätze gemäß Satz 1 sind gesondert auszuweisen.

Nr. 42 **Anlagenachweis**

(1) Für sämtliche Anlagen sind Übersichten zu führen, aus denen alle für die Abschreibungen notwendigen Angaben hervorgehen, insbesondere die Ausgangswerte, die geschätzte Gesamtnutzung, die bisherige Nutzung, der Abschreibungsbetrag je Zeit- oder Leistungseinheit und der kalkulatorische Restwert.

(2) Für jede Anlage ist ein Einzelnachweis notwendig, jedoch können gleichartige Anlagen mit gleichen Anschaffungswerten oder geringen Einzelwerten zusammengefaßt werden.

(3) Der Auftragnehmer hat auf Verlangen des Auftraggebers Wiederbeschaffungswerte gemäß Nummer 38 Absatz 2 und 3 sowie die Berechnung von Abschlägen gemäß Nummer 40 nachzuweisen.

b) Zinsen

Nr. 43 **Bemessung**

(1) Für die Bereitstellung des betriebsnotwendigen Kapitals können kalkulatorische Zinsen angesetzt werden. Sie sind in der Betriebsrechnung gesondert auszuweisen.

(2) Für kalkulatorische Zinsen ist ein Satz anzusetzen, der den Diskontsatz der Landeszentralbanken um einen vom Bundesminister für Wirtschaft im Einvernehmen mit dem Bundesminister der Finanzen festzusetzenden Zuschlag übersteigt.

(3) Die für Fremdkapital tatsächlich entstandenen Aufwendungen (Zinsen, Bankprovisionen u. dgl.) bleiben bei der Preisermittlung außer Ansatz, soweit sie nicht als Kosten des Zahlungsverkehrs gemäß Nummer 34 berücksichtigt werden.

(4) Nebenerträge aus Teilen des betriebsnotwendigen Kapitals (z. B. Zinsen, Mieten, Pachten) sind als Gutschriften zu behandeln.

Nr. 44 **Ermittlung des betriebsnotwendigen Kapitals**

(1) Das betriebsnotwendige Kapitel besteht aus dem betriebsnotwendigen Vermögen, vermindert um die dem Unternehmen zinslos zur Verfügung gestellten Vorauszahlungen und Anzahlungen durch öffentliche Auftraggeber und solche Schuldbeträge, die dem Unternehmen im Rahmen des gewährten Zahlungszieles von Lieferanten zinsfrei zur Verfügung gestellt werden.

(2) Das betriebsnotwendige Vermögen setzt sich aus den Teilen des Anlage- und Umlaufvermögens zusammen, die dem Betriebszweck dienen. Unberücksichtigt bleibt der Wert der nicht betriebsnotwendigen Vermögensteile. Zu diesen gehören insbesondere die stillgelegten Anlagen mit Ausnahme betriebsnotwendiger Reserveanlagen in Erzeugungs- und Handelsbetrieben, die landwirtschaftlich genutzten Grundstücke, die Wohnhäuser, soweit sie nicht für Betriebsangehörige notwendig sind, die nicht betriebsnotwendigen Beteiligungen, die Forderungen aus Kriegsschäden und die Kriegsfolgeschäden.

Nr. 45 **Wertansatz des betriebsnotwendigen Vermögens**

(1) Das Anlagevermögen ist mit dem kalkulatorischen Restwert nach Maßgabe der Vorschriften für die Abschreibungen anzusetzen (vgl. Nummer 37ff.).

(2) Die Gegenstände des Umlaufvermögens sind auf der Grundlage von Anschaffungspreisen oder Herstellkosten zu bewerten. Falls die Abweichung erheblich ist, können an Stelle des Anschaffungspreises der Tagespreis und an Stelle der tatsächlichen Herstellkosten die Herstellkosten für eine Neufertigung bei der Ermittlung des Wertansatzes zugrunde gelegt werden. Der einmal gewählte Bewertungsgrundsatz ist einheitlich und stetig beizubehalten.

(3) In den Beständen enthaltene unbrauchbare oder entwertete Stoffe oder ebensolche halbfertige oder fertige Erzeugnisse sind abzusetzen oder mit angemessenen Restwerten zu berücksichtigen.

(4) Wertpapiere und Forderungen in fremder Währung sind mit den Kursen zu bewerten, die an den für die Berechnung des betriebsnotwendigen Vermögens maßgebenden Stichtagen gelten.

(5) Die übrigen Teile des Umlaufvermögens sind mit den Werten anzusetzen, die ihnen an den für die Berechnung maßgebenden Stichtagen beizumessen sind.

(6) Bei der Ermittlung des betriebsnotwendigen Kapitals sind, soweit nicht Bestimmungen der Absätze 1 bis 6 entgegenstehen, die Wertberichtigungsposten der Kapitalseite von den Buchwerten der Vermögensseite der Bilanz abzusetzen.

Nr. 46 **Mengenansatz des betriebsnotwendigen Vermögens**

Das betriebsnotwendige Vermögen und das Abzugskapital sind mit den im Abrechnungszeitabschnitt durchschnittlich gebundenen Mengen anzusetzen.

c) Einzelwagnisse

Nr. 47 **Abgrenzung**

(1) Wagnis (Risiko) ist die Verlustgefahr, die sich aus der Natur des Unternehmens und seiner betrieblichen Tätigkeit ergibt.

(2) Wagnisse, die das Unternehmen als Ganzes gefährden, die in seiner Eigenart, in den besonderen Bedingungen des Wirtschaftszweiges oder in wirtschaftlicher Tätigkeit schlechthin begründet sind, bilden das allgemeine Unternehmerwagnis.

(3) Einzelwagnisse sind die mit der Leistungserstellung in den einzelnen Tätigkeitsgebieten des Betriebes verbundenen Verlustgefahren.

Nr. 48 **Verrechnung**

(1) Das allgemeine Unternehmerwagnis wird im kalkulatorischen Gewinn abgegolten.

(2) Für die Einzelwagnisse können kalkulatorische Wagniskosten (Wagnisprämien) in die Kostenrechnung eingesetzt werden. Betriebsfremde Wagnisse sind außer Betracht zu lassen. Soweit Wagnisse durch Versicherungen gedeckt oder eingetretene Wagnisverluste in anderen Kostenarten abgegolten sind, ist der Ansatz von Wagniskosten nicht zulässig.

Nr. 49 **Ermittlung der kalkulatorischen Wagniskosten**

(1) Die kalkulatorischen Wagniskosten sind auf der Grundlage der tatsächlich entstandenen Verluste aus Wagnissen zu ermitteln. Soweit Verlusten aus Wagnissen entsprechende Gewinne gegenüberstehen, sind diese aufzurechnen. Der tatsächlichen Gefahrenlage im laufenden Abrechnungszeitabschnitt ist Rechnung zu tragen. Fehlen zuverlässige Unterlagen, so sind die kalkulatorischen Wagniskosten sorgfältig zu schätzen.

(2) Für die Bemessung der Wagniskosten soll ein hinreichend langer, möglichst mehrjähriger Zeitabschnitt zugrunde gelegt werden. Dabei ist stets ein Ausgleich zwischen den kalkulatorischen Wagniskosten und den tatsächlichen Verlusten aus Wagnissen auszustreben.

(3) Die Wagniskosten sind nach Wagnisarten und Kostenträgergruppen getrennt zu ermitteln und auszugleichen.

(4) Klein- und Mittelbetriebe können in einer der Wirtschaftlichkeit der Rechnungsführung entsprechenden Weise die Erfassung und Verrechnung der Wagnis-

kosten vereinfachen. Dabei sollen Mittelbetriebe mindestens die Wagniskosten nach Kostenträgergruppen aufteilen.

Nr. 50 **Nachweis**

(1) Die eingetretenen Verluste oder Gewinne aus Wagniskosten sowie die verrechneten kalkulatorischen Wagniskosten sind unter Abstimmung mit der Buchführung laufend nachzuweisen.

(2) Auftraggeber und Auftragnehmer können durch Vereinbarung den Ansatz einzelner Wagniskosten von einem besonderen Nachweis gegenüber dem Auftraggeber abhängig machen.

L. Kalkulatorischer Gewinn

Nr. 51 **Begriff**

Im kalkulatorischen Gewinn werden abgegolten:

a) das allgemeine Unternehmerwagnis,

b) ein Leistungsgewinn bei Vorliegen einer besonderen unternehmerischen Leistung in wirtschaftlicher, technischer oder organisatorischer Hinsicht. Der Leistungsgewinn soll der unternehmerischen Mehrleistung entsprechen.

Nr. 52 **Höhe der Zurechnung**

(1) Das Entgelt für das allgemeine Unternehmerwagnis ist in einem Hundertsatz vom betriebsnotwendigen Vermögen oder in einem Hundertsatz vom Umsatz oder in einer Summe von zwei solchen Hundertsätzen zu bemessen. Der Bundesminister für Wirtschaft kann hierfür Richt- oder Höchstsätze festlegen.

(2) Ein Leistungsgewinn darf nur berechnet werden, wenn er zwischen Auftraggeber und Auftragnehmer vereinbart wurde.

(3) Den Kostenträgern (absatzbestimmten Leistungen) ist der kalkulatorische Gewinn unmittelbar oder mittels einfacher Schlüssel zuzurechnen.

XI. Wortbegriffe

Absatzgebiet	der Rahmen oder das Gebiet, in welchem sich der Verkauf oder der Vertrieb von Waren und Leistungen abwickelt;
Absatzmöglichkeiten	Aussichten für den Vertrieb oder Verkauf von Waren und Leistungen;
Anschaffungspreis	Entgelt für die Beschaffung oder die Anschaffung einer Ware, eines Gegenstandes (Maschine usw.);
Arbeitskarte	der schriftliche Arbeitsauftrag innerhalb des Betriebes;
Arbeitsleistung	der Erfolg durch den Einsatz von Menschen- oder Maschinenkraft;
Arbeitsvorgang	der Fertigungsprozeß an der Herstellung eines Gegenstandes oder die Durchführung einer Leistung:
Arbeitszeit	der Zeitraum für den Fertigungsprozeß;
Aufwand	der Einsatz von Geld, Sache oder Zeit für irgendeinen Zweck;
Aufschlüsselung	Verteilung von Kosten auf die Kostenstellen oder Kostenträger in Teilen nach einem bestimmten Schlüssel;
Ausschuß	fehlerhafte Fertig- oder Halbfabrikate in der Fertigung;
Bandagist	handwerklich herangebildeter Facharbeiter für Leder- und Stoffarbeiten im Orthopädiehandwerk;
Besonderheiten beim Kundenauftrag	besondere Ausführungsvorschriften beim Kundenauftrag, die nicht handelsüblich sind;
Betriebsgewinn	Unterschiedsbetrag, der sich in der Betriebsrechnung zwischen dem Kostenaufwand und dem erzielten Erlös (Umsatz) ergibt;
Betriebsrechnung	Erfassung der im Betriebsgeschehen verursachten und entstandenen Kosten und ihre Verbuchung auf die Kostenstellen bzw. Kostenträger;
Betriebsstoffe	Materialien, die zur Betriebsunterhaltung dienen und nicht in die Fertigung hineinverarbeitet werden;
Bilanz	Gegenüberstellung der festgestellten Vermögenswerte und der Verbindlichkeiten;
Eigenkapital	der Unterschied zwischen den Vermögenswerten und den Verpflichtungen ist das Eigenkapital;
Einsatzmenge	die für die Herstellung oder Fertigung verbrauchte Menge an Werkstoffen usw.;
Einstandspreis	Entgelt für eine Ware oder Leistung, einschl. der angefallenen Lieferkosten, wie Fracht, Verpackung, Rollgeld usw.;

Einzelkosten	Fertigungsmaterial und -löhne, die direkt am Erzeugnis aufgewendet werden (direkte Kosten);
Erfüllungsort	Ort der gegenseitigen Leistung im Streitfall, der bei der Auftragsregelung vereinbart wird;
Fertigungsmaterial	alle Gegenstände und Materialien, die unmittelbar für die Fertigung eingesetzt werden;
Fertigteile	vom Lieferwerk fertig bezogene Serien- und Paßteile für die Fertigung eines Erzeugnisses oder zur Durchführung einer Leistung;
Fertigung	Herstellungsprozeß für die Herstellung eines Gegenstandes;
Fertigungsarbeit	wie die Fertigung;
Fertigungsbereitschaft	Bereitstellen der betrieblichen Einrichtungen für die Fertigung;
Fertigungsgemeinkosten	Aufwendungen an Lohn und Material, die zur Ermöglichung des Betriebsbeginns und zur Betriebsunterhaltung erforderlich sind (indirekte Kosten);
Fertigungslöhne	alle unmittelbar bei der Fertigung erfaßbare Werkstatt- und Verarbeitungslöhne, d. h. alle direkt am Erzeugnis notwendigen Löhne (produktive Löhne), (Einzelkosten);
Fertigungsvorgang	siehe Fertigung = Herstellungsprozeß;
Fertigungszeiten	Arbeitszeiten, die unmittelbar für die Fertigung des Erzeugnisses aufgewendet werden;
Fremde Leistung	Arbeitsleistungen vom betriebsfremden Unternehmen, die entweder als direkte oder auch indirekte Kosten erfaßt werden;
Fremdkapital	betriebsfremde Vermögen, wie Hypotheken, Verbindlichkeiten wie Darlehen, Kredite und Schuldwechsel;
Gehälter	Arbeitsentgelte für die im Angestelltenverhältnis beschäftigten Mitarbeiter;
Gemeinkosten	alle indirekten Kosten, soweit sie nicht als Einzelkosten für die Fertigung verursacht werden; sie werden anteilig auf die Kostenstellen zugerechnet;
Gerichtsstand	Ort des Gerichts für den Streitfall, siehe Erfüllungsort;
Geschäftsbilanz	siehe Bilanz;
Geschäftsgewinn	Unterschied zwischen den für den Geschäftsbetrieb aufgewendeten Kosten und dem erzielten Erlös;
Gestehungskosten	siehe Selbstkosten;
Gewinnzuschlag	Aufschlag, der auf die Selbstkosten vorgenommen wird;
Gewinn- und Verlustrechnung	Wirtschaftsrechnung; Gegenüberstellung der aufgewendeten Kosten um dem erzielten Erlös während des Geschäftsjahres;
Grundkalkulation	Einzelkalkulationen für die verschiedenen Erzeugnisse und Leistungen für eine einheitliche Preisliste oder einen Preistarif;
Halbteile	vom Lieferwerk bezogene halbfertige oder verarbeitungsfertige Teile für die Fertigung (Fertigungsmaterial);

Handelsware	vom Lieferwerk oder dem Grossisten bezogene Fertigteile, die ohne weitere Verarbeitung unmittelbar zum Verkauf gestellt werden;
Herstellungskosten	Fertigungsmaterial + Fertigungslöhne + Fertigungsgemeinkosten bilden die Herstellungskosten;
Hilfslöhne	unproduktive Löhne = aller Lohn- und Gehälteraufwand, der nicht unmittelbar für die Fertigung verrechnet werden kann;
Inventur	Bestandaufnahme aller Vermögenswerte und Verbindlichkeiten für ein Unternehmen an einem Stichtag (31. 12. des Kalenderjahres);
Kalkulation, kaufmännische	Umrechnung der bei der technischen Kalkulation ermittelten Material-, Fertigungs- und sonstiger Kosten in Geldeswert;
Kalkulationsprobleme	unbestimmte Faktoren, die kalkulatorisch nicht mit festen Kostenwerten erfaßt werden und die genaue Kalkulation problematisch machen (Wagniskosten-Unternehmerrisiko);
Kalkulationsschema	Aufbau der Kalkulation nach besonderen Richt- oder Leitsätzen;
Kalkulation, technische	Ermittlung und Aufstellung aller Kostenarten hinsichtlich Art und Menge des Fertigungsmaterials und der für die Fertigung entstehenden Arbeitsvorgänge nach Zeiten;
Kalkulationszettel, -karte	Abrechnungsformular für die Erfassung der für die Fertigung eines Erzeugnisses oder zur Ausführung einer betrieblichen Leistung entstandenen Material- und Lohnkosten;
Kaufmännische Kalkulation	siehe Kalkulation, kaufmännische;
Körperschaft, öffentliche	Personenvereinigung mit öffentlich-rechtlichem Charakter (Handwerkskammer, Industrie- und Handelskammer u. a.);
Kaufpreis	Entgelt des Käufers für das Kaufobjekt, Preis für eine bestellte Leistung;
Konstruktion	Aufbau, Gestaltung, Technik des Erzeugnisses;
Kontenrahmen	Schema zur systematischen Zusammenfassung aller Konten (Kontenplan-Buchführung);
Kontenklassen	Einteilung der Konten in Anlage- und Kapital-, Finanz- und Wirtschaftskonten;
Kontinuierliche Verbuchung	in sich selbst zusammenhängende Erfassung aller entstehenden betrieblichen und geschäftlichen Kosten nach besonderem Kontenplan;
Kostenarten	die verschiedenen Kosten, die im Geschäftsablauf verursacht werden;
Kosten, direkte	Einzelkosten, überhaupt alle Kosten, die unmittelbar für die Fertigung (Produktion) aufgewendet und als Fertigungskosten erfaßt werden;

Kosten, indirekte	Gemeinkosten, alle Kosten, die zur Betriebs- und Geschäftsunterhaltung erforderlich sind, aber nicht unmittelbar für die Fertigung aufgewendet werden (Unkosten);
Kostenstellen	Kontenstellen, bei denen Kosten verursacht werden;
Kostenstellenrechnung	Verbuchung und Verteilung der entstandenen Kosten auf die einzelnen Kostenstellen;
Kostenträger	sind die einzelnen Erzeugnisse und Leistungen sowie die Verkaufsprodukte;
Leistung	siehe Arbeitsleistung;
Leitsätze	oder Richtlinien für Verrichtungen und Leistungen (Lieferungs- und Ausführungsvorschriften);
Löhne	Entgelt an die Arbeitnehmer für die arbeitsrechtliche Leistung auf Grund eines Arbeitsverhältnisses;
Maschinenmaß	in der Lederindustrie übliches Maß für eine einwandfreie Flächenberechnung;
Materialeinsatz	Art und Menge des für einen Fertigungs- und sonstigen Geschäftszweck aufgewendeten Materials;
Materialkosten	Wertermittlung für das eingesetzte Material;
Materialverbrauch	Art und Mengen des für die Fertigung oder zur Durchführung des Geschäftsbetriebes notwendigen Materials;
Mengenberechnung	Rohmenge des eingesetzten Materials, einschließlich Verschnitt, Abfall oder Ausschuß;
Nabelmaß	in der Lederverarbeitung rechnet man neben dem Maschinenmaß auch noch mit dem Nabelmaß. Es ergibt sich aus der Länge der Lederhaut (Mittellinie) und der Breite in der Nabelgegend;
Nachkalkulation	Erfassung und Zusammenstellung aller für die Fertigung eines Erzeugnisses aufgewendeten direkten Kosten unter Zurechnung der angefallenen Gemeinkosten und sonstiger kalkulatorischer Zurechnungen;
Objekt	Gegenstand, dem dem Subjekt Gegenüberstehende;
Offertpreis	der im Kostenanschlag angebotene Kaufpreis für den Kunden;
Orthopädiemechaniker	handwerklich herangebildeter Mechaniker für Orthopädietechnik;
Paßteile	Fertigteile der Industrie für die Verarbeitung im Handwerksbetrieb;
Planung	Vorhaben, Absicht, Entwurf für Vorhaben;
Praxis	die Tat, Handlung, Verrichtung, Brauch als Gegensatz zur Theorie, praktische Berufsarbeit;
Preisermittlung	Kalkulation, Zusammenstellung aller Kosten für ein Erzeugnis bzw. für eine Leistung;
Preisgestaltung	Preisfestsetzung nach einem bestimmten Plan;
Preiskalkulation	siehe Preisermittlung;
Preistarif	Listenmäßige Zusammenstellung von Preisen für eine Vielzahl von Erzeugnissen oder Leistungen;

Probleme, betriebliche	schwierige Aufgaben, fragwürdige und unsichere Fertigungsmöglichkeiten;
Produktion	siehe Fertigung, Erzeugungsprozeß;
Produktive Löhne	siehe Fertigungslöhne;
Produktive Zeiten	siehe Fertigungszeiten;
Projekt	Plan, Entwurf oder Vorschlag für ein Vorhaben;
Rationalisierung	Alle Bemühungen, einen bestimmten Zweck mit einem Mindestmaß an Aufwand zu erreichen;
Realität	die Wirklichkeit, Dinglichkeit;
Refasystem	heißt: Reichsausschuß für Arbeitsstudien, arbeitswissenschaftliche Grundlagenforschung und Ausarbeitung von Richtlinien und Verfahren für die Durchführung von Arbeitsstudien;
Rentabilität	Wirtschaftlichkeit eines Betriebes, d. h. der einträglich arbeitende Betrieb;
Rohlinge	halbfertige, vorgearbeitete Teile für die Verarbeitung im Fertigungsprozeß;
Schlüsselung	siehe Aufschlüsselung der Kosten;
Selbstkosten	alle für die Fertigung aufgewendeten Kosten in ihrer Gesamtheit ohne Gewinnzuschlag; also: Materialkosten + Fertigungskosten + Gemeinkosten für die Fertigung, Vertrieb und Verwaltung ohne Hinzurechnung eines Verdienstzuschlages;
Serienteile	siehe Paßteile;
Sozialversicherungsträger	staatliche Zwangsversicherung zum Schutze der Arbeitnehmer vor den Folgen von Krankheiten, Betriebsunfällen, Alter und Tod;
Statistik	Methode zur Untersuchung von Massenerscheinungen. Mathematische Grundlage und Rechtfertigung im „Gesetz der großen Zahl";
Stückliste	Zusammenstellung aller für die Fertigung erforderlichen Materialien (technische Kalkulation);
Tabellen	in Rubriken zusammengestellte Angaben;
Technische Kalkulation	siehe Kalkulation, technische;
Theorie	Erklärung der aus der Erfahrung gesammelter Zusammenhänge und Tatsachen in Verbindung mit den ihnen zugrunde liegenden Gesetzen;
Umsatz	Art- und mengenmäßige Betriebsleistung;
Unproduktiver Lohn	siehe Hilfslöhne; Gemeinkosten;
Unproduktive Zeit	siehe Fertigungsgemeinkosten;
Unternehmerlohn	Entgelt für die Arbeit des Unternehmers in seinem Unternehmen, das kalkulatorisch in der Kalkulation erfaßt werden kann;
Unternehmerwagnis	Wagnisse-Risiko beim Betriebsgeschehen;
Verkaufsgegenstand	siehe Handelsware;

Verkaufspreis	Entgelt, das der Kunde für eine Leistung entrichtet oder das mit ihm für den Verkauf einer Ware vereinbart ist;
Verschnittquote	Anteil für den Abfall, der beim Zuschnitt oder der Verarbeitung des Materials für die Fertigung entsteht;
Versorgungsbehörden	für die Kriegsbeschädigten. Für die orthopädische Versorgung sind die Orthopädischen Versorgungsstellen zuständig;
Vertriebskosten	Kosten, die für den Vertrieb und Verkauf einer Ware oder Leistung entstehen und als besondere Gemeinkosten erfaßt und in der Zuschlagsrechnung berücksichtigt werden können, wenn sie nicht in den allgemeinen Gemeinkosten berücksichtigt sind (Werbung — Reklamekosten)
Verwaltungskosten	Kosten, die nicht zu den Fertigungsgemeinkosten gerechnet werden und für die Verwaltung bzw. Geschäftsführung des Unternehmens aufgewendet werden (Geschäfts-Unkosten);
Vorkalkulation	Kostenzusammenstellung für eine projektierte Betriebsleistung zur Ermittlung des Preises für ein Kostenangebot (Kostenanschlag);
Wagniskosten	kalkulatorische Zuschlagskosten für das geschäftliche Risiko, für die Verlustgefahr einer geschäftlichen Handlung;
Wirtschaftsrechnung	siehe Gewinn- und Verlustrechnung und Betriebsrechnung;
Wirtschaftlichkeit	siehe Rentabilität-, Geschäfts- oder Betriebsleistung mit dem Ergebnis eines einträglichen Verdienstes für die Leistung;
Zuschlagskalkulation	Anteilmäßige indirekte Zurechnung der Gemeinkosten auf die Fertigungskosten.

XII. Anhang

1. Spezifische Gewichte
2. Maße und Gewichte
3. Die vier Grundrechnungsarten
4. Flächenberechnung
5. Körperberechnung
6. Tabellen für Metalle und Legierungen
7. Kurzzeichen der Einheiten nach DIN 1301
8. Mathematische Zeichen nach DIN 1302
9. Papierformate nach DIN

1. Spezifische Gewichte

Unter dem spezifischen Gewicht und Raumeinheitsgewicht eines Körpers versteht man das Verhältnis eines Körpers zu seinem Rauminhalt. Als Bezugsgröße für beide Festwerte kann man bei der Beschreibung der verschiedenen Werkstoffe g/cm³ annehmen. Das spezifische Gewicht (Wichte) ist das Gewicht je Rauminhalt von einheitlichen (homogenen) Körpern, wie Metallen und Flüssigkeiten, das Raumeinheitsgewicht desjenigen von Körpern mit ungleichmäßig verteilten porigem Rauminhalt, wie Holz und Leder. Man erhält also das Gewicht eines Körpers in g, wenn man seinen Rauminhalt in cm³ mit seinem Gewicht multipliziert.

(Wasser: Luft = 1:0,0013)

1. Feste Körper

Wasser bei 4° C =	1,0
Anthrazit	1,4—1,7
Antimon	6,7
Asbest, natürlich	2,1—2,8
Asbestpappe	1,2
Asphalt	1,1—1,4
Bausteine (im Mittel)	
Basalt	3,0
Beton	2,2
Dolomit	2,8
Feldsteine	2,6
Granit	2,8
Kalksteine	2,6
Sandsteine	2,6
Schamottesteine	1,8
Syenit	2,8
Tuffstein	2,0
Ziegel, Klinker	1,9
Ziegel, Mauer	2,6
Bimsstein, nat.	0,4—0,9
Blei	11,3
Bleibronze	9,5
Brauneisenstein	3,4—4,0
Braunkohle	1,2—1,5
Bronze	8,5
Chrom	7,1
Diamant	3,5
Eis bei 0° C	0,9
Erde	1,3—2,0
Flußstahl	7,8
Gips, ungebrannt	2,32
Gips gebrannt	1,8
Glas-Fenster	2,6

Glas-Spiegel	2,5
Glas, Kristall	2,9
Gold	19,3
Graphit	2,2
Gummi (i. Mittel)	1,45
Gußeisen	7,25
Guttapercha	1,02

Hölzer:	lufttrocken	frisch
Abachi (Nigeria)	0,38	—
Ahorn	0,58—0,66	0,95
Akazie	0,71—0,74	—
Birke	0,61—0,66	0,96
Buchsbaum	0,95	1,2
Ebenholz	1,33	—
Eiche	0,65—0,69	1,04
Erle (Else)	0,49—0,51	0,82
Esche	0,73	0,80
Fichte	0,47	0,74
Hickory	0,81	—
Kastanie	0,53—0,59	—
Kiefer	0,52	0,70
Linde	0,51—0,53	0,74
Nußbaum	0,63—0,68	0,92
Pappel	0,40—0,47	0,85
Pockholz	1,23	—
Rotbuche	0,68—0,73	1,07
Tanne	0,45	1,0
Ulme	0,68	0,96
Weide	0,52—0,64	0,85
Weißbuche	0,72—0,83	1,05
Whitewood	0,39—0,45	—

Kalk, gelöschter	1,2
Kalkmörtel i. M.	1,6
Kalziumkarbid	2,27
Kautschuk	0,94
Kieß, naß	2,0
Kies, erdfeucht	1,8
Kochsalz	2,15
Koks	1,6—1,9
Koks, lose in Stücken	0,5
Kork	0,25—0,35
Kreide	1,6—2,65
Kupfer	8,9
Kunststoffe:	
Gießharz-Araldit D	1,15—1,2
Gießharz-Araldit B	1,15—1,22
Gießharz Leguval	1,14—1,16
Gießharz Palatal	1,13—1,15
Gießharz Polyester	1,24
Gießharz Standofix	1,12—1,16
Phenoplaste	1,35
Mipoplam	0,134
Plexidur	1,17
Preßstoff	1,35
PVC-Paste	1,2
Vulcanfiber	1,1—1,45
Zellon	1,3
Zelluloid	1,38
Leder:	
Lohgare Leder, ungefettet	0,8—1,0
Lohgare Leder, gefettet	1,0
Chromgare Leder, ungefettet	0,7—0,8
Chromgare Leder, gefettet	1,0—1,1
Lehm, frisch	2,1
Lehm, trocken	1,5
Legierungen:	
Reinaluminium	2,6—2,75
Duraluminium	2,8
Aluminiumbronze	7,7
Bronze (Kupfer Zinn)	7,4—8,9
Elektron	1,8
Magnesium	1,7—1,8
Messing i. M.	8,5
Neusilber (Argentan)	8,7
Stonex-Steinmassen	1,3—2,5
Wachs, Gersthofener	0,98
Marmor i. M.	2,8
Mauerwerk i. M.:	
Bruchstein, frisch	2,6
Bruchstein, trocken	2,4
Klinker	1,9
Sandstein, frisch	2,6
Sandstein, trocken	1,95
Mauerziegel	2,6
Stahlbeton	2,4
Messing — siehe Legierungen	
Neusilber — siehe Legierungen	
Nickel	8,9
Papier	0,7—1,2
Pech	1,25—1,33
Platin	21,4
Porzellan	2,45
Preßkohle i. M.	1,25
Roheisen, weiß i. M.	7,4
Roheisen, grau i. M.	7,2
Roteisenstein i. M.	5,2
Sand, naß	2,0
Sand, erdfeucht	1,8
Schamottesteine	2,5—2,7
Schiefer	2,8
Schlacke (Hochofen)	2,5—3,0
Schmirgel	4,0
Schnee, lose, trocken	0,125

Schnee, naß	0,95
Schweißstahl	7,8
Schwerspat	4,25
Silber	10,5
Spateisenstein	3,8
Stahl i. M.	7,85
Steinkohle, Stck.	1,2—1,5
Steinkohle, geschichtet i. M.	0,9
Talkum	2,7
Ton, trocken	1,8
Ton, naß	2,1
Torfoleum	0,2
Wachs	0,95
Weißmetall i. M.	8,9
Wismut	9,8
Wolfram	19,1
Zement, frisch	3,2
Zement, erhärtet	2,3
Zementmörtel	2,1
Zink	7,16
Zinn	7,4

2. Fasern

Schafwolle	1,3 —1,32
Baumwolle	1,54—1,55
Seide, entlastet	1,22—1,36
Flachs	1,50
Zellwolle	1,46—1,60
Perlon- u. Nylonfaser	1,13—1,14
Reyon (Kunstseide)	1,3 —1,55

3. Flüssige Körper bei 15°C

Äther	0,73
Alkohol	0,79
Benzin	0,68—0,81
Benzol	0,87—0,89
Erdöl	0,8
Glyzerin	1,1—1,26
Leinöl, gekocht	0,94
Meerwasser	1,03
Mineralschmieröl	0,9—0,96
Petroleum	0,8
Quecksilber	13,6

4. Gase und Dämpfe

in g/dm³ bei 0° C und 760 Torr (mm Qu.-Säule)

Ammoniak	0,8
Azetylen	1,171
Generatorgas	1,14
Gichtgas	1,28
Kohlenoxyd	1,977
Leuchtgas	1,19
Propangas	2,003
Sauerstoff	1,429
Stadtgas	0,549
Stickoxyd	1,25
Stickstoff	1,25
Wasserdampf	0,768
Wasserstoffgas	0,09

1 Kubikmeter geschichtet wiegt kg i. M.:

Braunkohle	750 kg
Eis	900 kg
Erde	1700 kg
Formsand	1200 kg
Roggen	680 kg
Heu, lose	70 kg
Heu, gepreßt	170 kg
Holz	400—650 kg
gebrannter Kalk	1000 kg
Koks	400—500 kg
Briketts	bis 1200 kg
Steinkohle	900 kg
Stroh, lose, 45 kg, gepreßt	170 kg
Torf, lufttrocken	325—410 kg
Zement, lose	rund 1200 kg
Zement, eingerüttelt	rund 1900 kg

2. Maße und Gewichte

a) Längenmaße

A. Metrische Längenmaße

Die Einheit bildet das Meter (m), d. i. der zehnmillionste Teil eines Erdmeridianquadranten, des kürzesten Bogens von einem Pol zum Äquator.

$$1\ \text{m} = 100\ \text{cm} = 1000\ \text{mm}$$

$^1/_{10}$ m = 1 Dezimeter (dm)	$^1/_{1000}$ mm = 1 Mikron (μ)
$^1/_{100}$ m = 1 Zentimeter (cm)	$^1/_{1000}$ μ = 1 Millikron (mμ)
$^1/_{1000}$ m = 1 Millimeter (mm)	1000 m = 1 Kilometer (km)

B. Nicht metrische Längenmaße

1 neue geographische Meile = 7420,438 m
1 deutsche Landmeile = 7500 m
1 preußische Elle 25,5 Zoll = 0,67 m
1,5 preußische Elle = 3,19 preuß. Fuß = 3,28 engl. Fuß = 1 m
1 bayrischer Fuß = 12 Zoll = 0,292 m
1 preußischer Fuß = 12 Zoll = 144 Linien = 0,314 m
1 englische Meile (Statute mile) = 1760 Yards = 1609,34 m
1 englische Yard = 3 Feet zu 12 Inches = 0,9144 m
1 englischer Zoll (Inch) = 2,54 cm
1 engl. Foot = 12 Inches = 0,3048 m
1 Inch = 0,0254 m
1 cm = 0,3937 engl. Inch
1 m = 1,936 Yards
1 km = 0,6213 Mile
1 Welt-Seemeile = 1852 m
1 franz. Seelinie = 3 Seemeilen = 5,556 km
1 Äquatorgrad = 15 geographische Meilen = 111,306 km
1 Meridiangrad im Durchschnitt = 60 Seemeilen
1 russ. Werst = 550 Saschen = 1066,78 m
1 dänische Meile = 7,532 km
1 norwegische Meile = 10 km
1 schwedische Neumeile = 10 km

Umwandlung von engl. Zoll in mm

engl. Zoll	$^1/_{64}$	$^1/_{32}$	$^1/_{16}$	$^1/_8$	$^3/_{16}$	$^1/_4$	$^3/_8$	$^1/_2$	$^5/_8$	$^3/_4$
mm	0,397	0,794	1,587	3,175	4,762	6,350	9,525	12,700	15,875	19,050

	$^7/_8$	1″
mm	22,225	25,4

b) Flächenmaße

A. Metrische Flächenmaße

Die Einheiten bilden das Quadratmeter (qm), das Quadratzentimeter (qcm) und das Quadratmillimeter.

1 Quadratkilometer (qkm) = 100 ha = 10000 a
1 Hektar (ha) = 100 a = 0,01 qkm = 10000 qm
1 Ar (a) = 0,01 ha = 100 qm (m^2)
1 Quadratmeter (qm) = 100 qdm = 10000 qcm
1 Quadratdezimeter = 100 qcm
1 Quadratzentimeter = 100 qmm
$^1/_{100}$ qm = 1 Quadratdezimeter
$^1/_{100}$ qdm = 1 Quadratzentimeter
$^1/_{100}$ qcm = 1 Quadratmillimeter

B. Nicht metrische Flächenmaße

1 preußische □-Rute = 14,185 m^2
1 rheinischer □-Fuß = 0,0985 m^2
1 preußischer □-Fuß = 0,314 m^2
1 preußischer □-Zoll = 6,849 cm^2
1 bayrisches Tagewerk = 400□ Ruten = 3407 m^2

1 preußischer Morgen = 180□ Ruten = 2553 m^2
1 sächsischer Acker = 300□ Ruten = 5534 m^2
1 Scheffel = 27,67 a (½ sächsischer Acker)
1 geographische □ Meile = 55,06 qkm
1 deutsche □ Meile = 56,25 qkm
1 engl. Acre = 100 □-Poles = 4046,8 m^2
1 Wiener Joch = 300 □-Ruten = 5755,4 m^2
1 russ. □-Werst = 1,13802 qkm
1 USA-Acre = 4840-Yards = 4047 m^2
1 square Yard = 9 □-feet = 0,836 qm
1 square Foot = 929,0 qcm
1 square Inch = 6,451 qcm
1 engl. Perch = 252,93 qm
1 engl. Acre = 40,468 ar
1 square Mile = 259,0 ha = 2,59 qkm
1 qcm = 0,1549 square Inch
1 qm = 1,1959 square Yards = 10,75 qfs
1 a = 119,59 square Yards
1 ha = 2,4711 Acres

c) Körpermaße

Die Einheiten bilden das Kubikmeter (cbm oder m^3) (auch Fest- oder Raummeter genannt), das Kubikzentimeter (ccm oder cm^3) und das Kubikmillimeter (cmm oder mm^3).

1 cbm oder m^3 = 1000 cdm oder dm^3 = 1000000 ccm oder cm^3
1 cdm oder dm^3 = 1000 ccm oder cm^3 = 1000000 cmm oder mm^3
1 ccm oder cm^3 = 1000 cmm oder mm^3
$^1/_{1000}$ m^3 = 1 Kubikdezimeter (cdm oder dm^3)
$^1/_{1000}$ dm^3 = 1 Kubikzentimeter (ccm oder cm^3)
1 Klafter = 108 Kubikfuß
1 cbm = 35,37 cubik feet (engl.)
1 engl. Cubic Inch = 16,387 ccm
1 engl. Cubic Foot = 0,0283 cbm
1 engl. Cubic Yard = 0,7645 cbm

d) Hohlmaße

Die Einheit bildet das Liter, und zwar ist ein Kubikdezimeter (dm^3) der Raum, den ein Kilogramm reines Wasser bei seiner größten Dichte unter dem Druck einer Atmosphäre von 4° C einnimmt. Diese Raumgröße heißt das Liter (l).

1 Kubikmeter (cbm oder m^3) = 10 Hektoliter = 1000 Liter (l)
1 Hektoliter (hl') = 100 Liter(l)
1 Liter (l) = 1000 Kubikzentimeter (ccm oder cm^3)
1 engl. Gallon = 4 quarts = 8 pints = 4,5459 Liter
1 engl. barren = 36 Gallonen = 163,51 Liter
1 engl. pint = 0,5682 Liter
1 engl. quart = 2 Pints = 1,1364 Liter

e) Gewichte

Die Einheit bildet das Gramm (g), das ist das Gewicht eines Kubikzentimeters destillierten Wassers im luftleeren Raum bei 4° C; mithin ist 1 kg das Gewicht eines Liters Wasser.

1 Kilogramm (kg) = 1000 Gramm (g)
1 Hektogramm (hg) = 100 Gramm (g)

$^1/_{1000}$ kg = 1 g, $^1/_{1000}$ g = 1 Milligramm (mg)
1 Tonne (to) = 10 Doppelzentner (Dz) = 20 Zentner (Z) = 1000 kg
1 Doppelzentner (Dz) = 100 kg
1 Zentner (Z) = 50 kg
$^1/_5$ g = 1 metrisches Karat (k)

engl. Gewichte:

1 Grain 0,065 g 1 g = 15,4323 Grains
1 Ounce = 28,35 g 1 kg = 2,2046 Pounds
1 Pound = 453,592 g
1 Short Ton = 907,18 kg
1 Long Ton = 1016,06 kg
1 Hundred weight (Ztr) = 4 Quarter zu je 2 Stones je 14 Pfd = 50,802 kg
1 Pound je 16 Unzen je 16 Drams = 453,6 g

amerikanische Gewichte:

1 Hundred weight (Ztr) = 4 Quarter je 25 Pfd = 45,359 kg

russische Gewichte:

1 Pud = 40 Pfund je 32 Lot je 3 Solotnik = 16,380 kg

f) Brutto- und Nettoregistertonnen

Die Tonne ist ein Raum- oder Hohlmaß wie das Liter. Der Rauminhalt eines Schiffes wird im Schiffsregister des Heimatortes in Registertonnen angegeben. Unter Rauminhalt in Bruttoregistertonnen versteht man den gesamten Hohlraum des Schiffes. Bei Nettoregistertonnen sind Maschinen- und Wohnräume usw. in Abzug gebracht, so daß nur der reine Laderaum übrig bleibt. Die Registertonne ist eine Einheit des englischen Maßsystems = 100 Kubikfuß = 2,83 cbm.

g) Elektrische und andere Maßeinheiten

Das Ohm ist die Einheit des elektrischen Widerstandes. Es wird dargestellt durch den Widerstand einer Quecksilbersäule von der Temperatur des schmelzenden Eises, deren Länge bei durchweg gleichem, einem Quadratmillimeter gleichzuachtenden Querschnitt 106,3 cm und deren Masse 14,4521 g beträgt.

Das Ampere ist die Einheit der elektrischen Stromstärke. Es wird dargestellt durch den unveränderlichen elektrischen Strom, welcher bei dem Durchgange durch eine wässerige Lösung von Silbernitrat in einer Sekunde 0,001118 g Silber niederschlägt.

Das Volt ist die Einheit der elektrischen Kraft. Es wird dargestellt durch die elektromotorische Kraft, welche in einem Leiter, dessen Widerstand ein Ohm beträgt, einen elektrischen Strom von einem Ampere erzeugt.

Als Pferdekraft bezeichnet man diejenige Kraft, welche imstande ist, 75 kg in einer Sekunde 1 Meter hoch bzw. 1 kg in einer Sekunde 75 Meter hoch zu heben.

1 Atmosphäre bezeichnet den Druck von 1 kg per qcm. 1 alte (physikalische) Atmosphäre (Atm) = 760 mm Quecksilbersäule von 0°, 1 neue (technische) Atmosphäre (at) = 1 kg/cm² 1 Atm. = 1,0333 at.

Thermometer-Einteilungen. Gefrierpunkt: Reaumur 0°, Celsius 0°, Fahrenheit + 32°. Siedepunkt: Reaumur + 80°. Celsius + 100°, Fahrenheit + 212°.

Auf einen Grad des Äquators gehen 15 geographische Meilen oder 111,307 km.

3. Die vier Grundrechnungsarten

Zusammenzählen oder Addieren	4 + 19 = 23 Summand plus (und) Summand gleich Summe
Abziehen oder Subtrahieren	39 — 14 = 25 Minuend minus (weniger) Subtrahend gleich Differenz
Malnehmen oder Multiplizieren	$7 \times 3 = 21$ oder $3 \cdot 7 = 21$ Faktor mal Faktor gleich Produkt
Teilen oder Dividieren	15 : 3 = 5 Dividend durch Divisor gleich Quotient

Bruchrechnung

Echte Brüche — Dezimalbrüche

$$\frac{1}{2} = \frac{5}{10} = 0{,}5$$

$$\frac{1}{4} = \frac{25}{100} = 0{,}25$$

$$\frac{1}{8} = \frac{125}{1000} = 0{,}125$$

$$\frac{3}{8} = \frac{375}{1000} = 0{,}375$$

Verwandeln in echten Bruch und Bruch kürzen:

$$0{,}875 = \frac{875}{1000} = \frac{7 \cdot 125}{8 \cdot 125} = \frac{7}{8}$$

Verwandeln in Dezimalbruch:

$$\frac{9}{11} = 9:11 = 0{,}818181\ldots$$

Gleichnamigmachen von Brüchen:

$$\frac{1}{6} = 2:12$$

$$\frac{3}{4} = 9:12$$

$$\frac{2}{3} = 8:12$$

$$\frac{1}{2} = 6:12$$

Hauptnenner ist 12

Zus. $25:12 = 2^1/_{12}$

Brüche werden multipliziert, indem man Zähler mit Zähler und Nenner mit Nenner multipliziert

$$\frac{2}{3} \cdot \frac{4}{11} = \frac{2 \times 4}{3 \times 11} = \frac{8}{33}$$

oder

$$5 \cdot \frac{2}{11} = \frac{5 \times 2}{11} = \frac{10}{11}$$

Durch einen Bruch wird dividiert, indem man mit dem umgekehrten (reziproken) Werte multipliziert

$$28 : \frac{7}{4} = 28 \cdot \frac{4}{7} = \frac{28 \times 4}{7} = 16$$

$$\frac{3}{8} : \frac{4}{5} = \frac{3 \times 5}{8 \times 4} = \frac{15}{32}$$

4. Flächenberechnung (siehe Abbildungen)

1. Quadrat Abb. 1	Umfang $= 4 \times a$ Fläche $= a \times a = a^2$ $a = \sqrt{\mathfrak{F}}$.
2. Rechteck Abb. 2	Umfang = Summe aller Seiten Fläche $= 2 \times (g + h)$
3. Rhombus Abb. 3 4. Rhomboid (Parallelogramm) Abb. 4	Umfang $= 2 \times (g + s)$ Fläche $= g \times h$
5. Trapez Abb. 5	Umfang = Summe aller vier Seiten Fläche = Rechteck aus Mittellinie und Höhe = $M \times h = \frac{1}{2} \times h \times (a + b)$
6. Dreieck Abb. 6—8	Umfang = Summe aller drei Seiten Fläche $= \frac{1}{2} \times g \times h$
7. Vieleck Abb. 9	Umfang = Summe aller Seiten Fläche = Zerlegung in Dreiecke = $\frac{a \times h^1 + a \times h^2 + b \times h^3}{2}$
8. Kreis Abb. 10	Umfang = Durchmesser × 3,14 = $\pi \times d = 2 \times \pi \times r$ Fläche $= \pi \times r^2$
9. Kreisring Abb. 11	Umfang: Durchmesser × 3,14 = $\pi \times D = 2 \times \pi \times r$ Fläche: $\pi \times R^2$ weniger $\pi \times r$ oder $\frac{D^2 \times \pi}{4}$ weniger $\frac{d^2 \times \pi}{4}$
10. Kreisausschnitt (Sektor) Abb. 12	Bogenlänge $b = \frac{r \times \pi \times \beta}{180}$ $\beta = \frac{180 \times b}{r \times \pi}$ Fläche $= \frac{b \times r}{2}$
11. Kreisabschnitt (Segment) Abb. 13	$s = \sqrt{8 \times r \times h - 4\,h^2}$; $h = r - \sqrt{r^2 - 0{,}25 \times s^2}$; $r = \frac{h}{2} + \frac{s^2}{8}$; Fläche $= \frac{b \times r}{2} - \frac{s\,(r - h)}{2}$

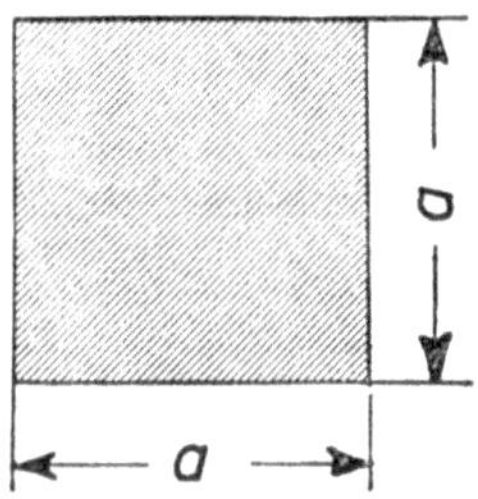

Quadrat
Abb. 1

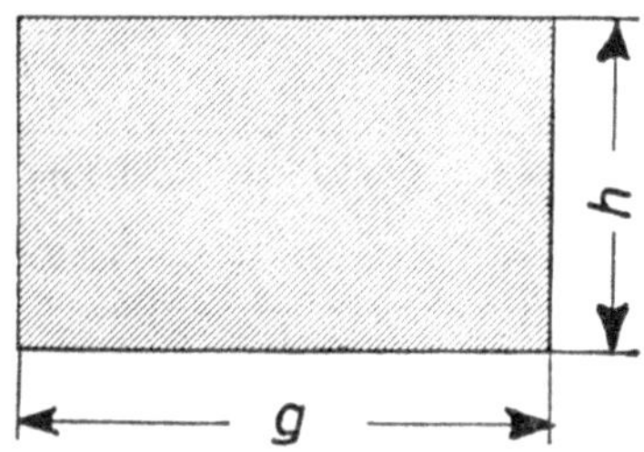

Rechteck
Abb. 2

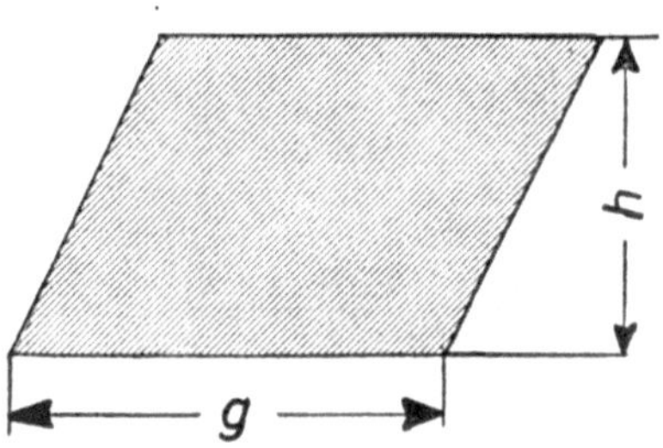

Rhombus
Abb. 3

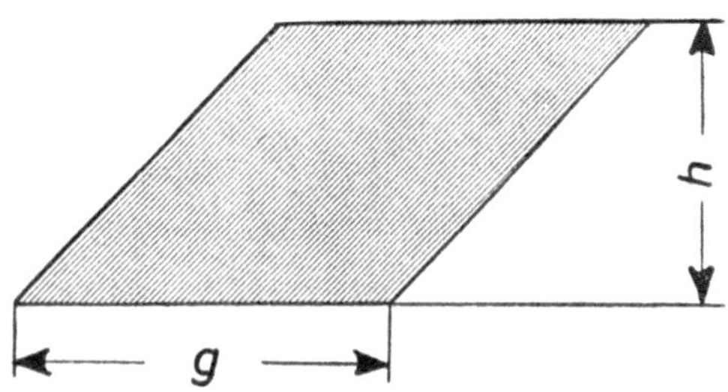

Rhomboid (Parallelogramm)
Abb. 4

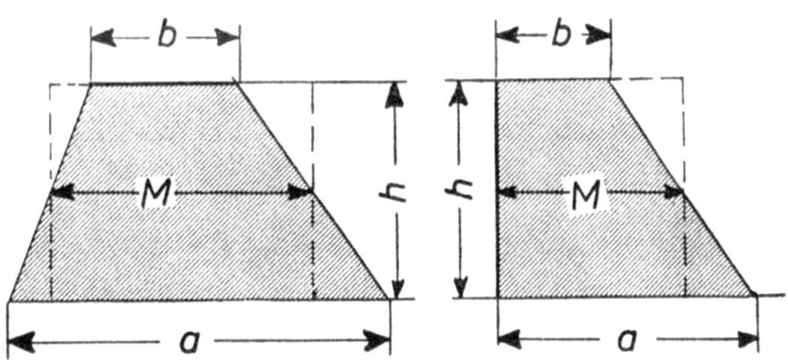

Trapez
Abb. 5

11. Kreisabschnitt (Segment) Abb. 13	oder angenähert: Fläche $= \frac{h}{6 \times s}(3 \times h^2 + 4 \times s^2)$
12. Sechseck Abb. 14	Fläche = sechs Dreiecke (siehe unter Nr. 6) oder: Fläche $= 0{,}866 \times s^2$
13. Achteck Abb. 15	Fläche $= 0{,}828 \times s^2$
14. Ellipse Abb. 16	Fläche $= \frac{d \times D \times \pi}{4}$ Umfang: (Friedrichsche Formeln) I. für $d = \leqq 0{,}6\,D$ $U = \frac{7d}{20} + \frac{19d^2}{20\,D} + 2\,D$ II. für $d = \leqq 0{,}6\,D$ $U = \frac{6d}{10} + \frac{11d^2}{20D} + 2D$ (Hofmannsche Formel) $U = \frac{1{,}965 \times D^2 + 1{,}2D \cdot d + d^2}{D + d}$

5. Körperberechnung (siehe Abbildungen)

1. Würfel (Kubus) Abb. 17	Oberfläche $= 6 \times (a \times a)$ Inhalt = Länge × Höhe × Tiefe oder: $a \times a \times a = a^3$
2. Prisma Abb. 18	Oberfläche = Summe der Seitenflächen und der beiden Grundflächen = $2 \times a \times h + 2 \times b \times h + 2 \times a \times b$ Inhalt $= a \times b \times h$
3. Zylinder Abb. 19	Oberfläche = ein Rechteck $= d \times \pi \times l$ Inhalt $= r^2 \times \pi \times l$ oder $\frac{d^2 \times \pi}{4} \times l = d^2 \times 0{,}785\,l$
4. Hohlzylinder Abb. 20	Inhalt $= (R^2 - r^2) = \pi \times l$ oder $\frac{(D^2 \times \pi}{4} - \frac{d^2 \times \pi)}{4} \times$

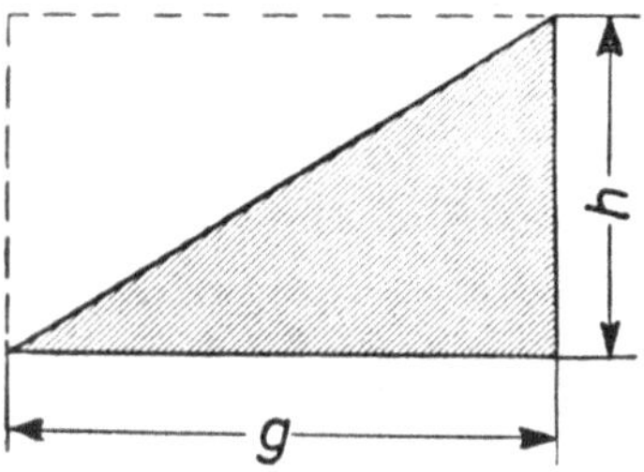

Abb. 6

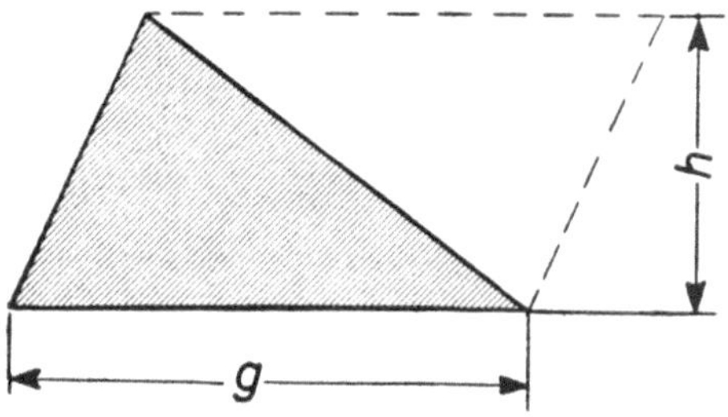

Dreieck

Abb. 7

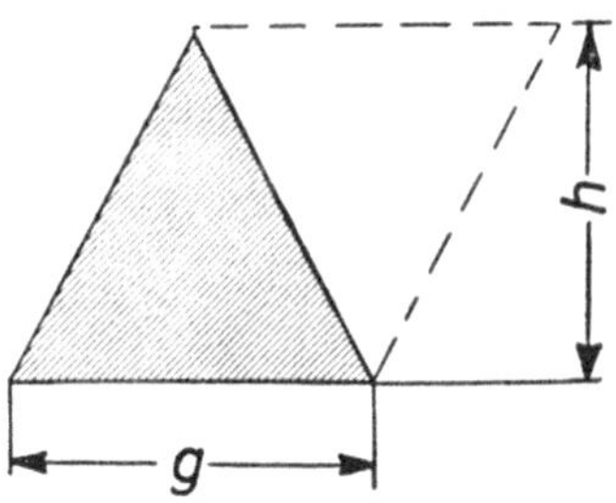

Dreieck
Abb. 8

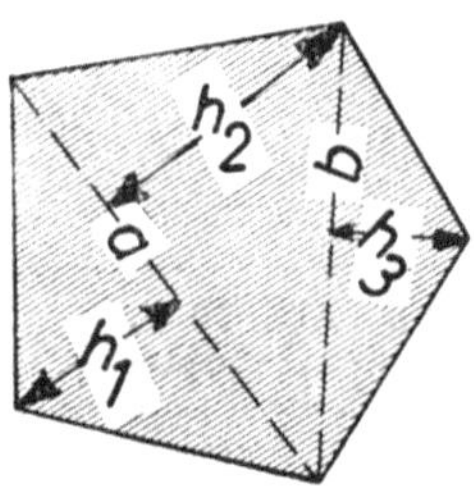

Vieleck
Abb. 9

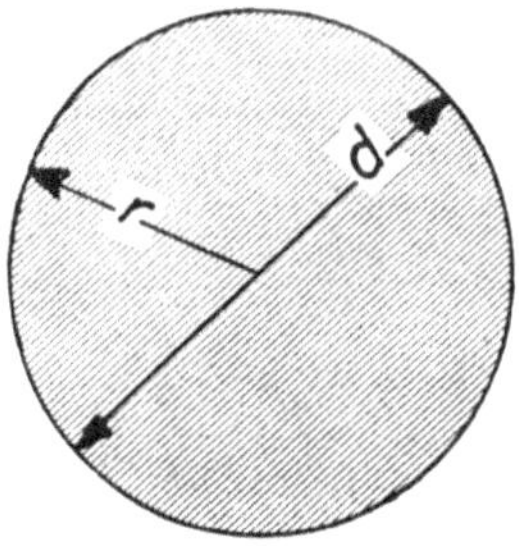

Kreis
Abb. 10

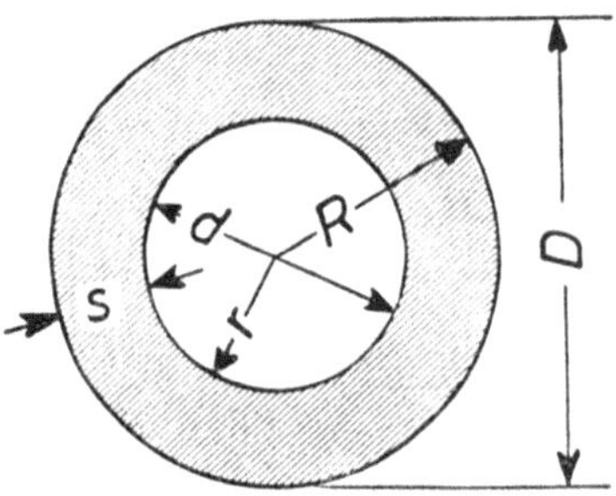

Kreisring
Abb. 11

5. Zylindrischer Ring Abb. 21	Mantelfläche $= d \times \pi \times D \times \pi$ Inhalt $= \frac{d^2 \times \pi}{4} \times D \times \pi$
6. Kugel Abb. 22	Mantelfläche $= d^2 \times \pi$ Inhalt $= \frac{4}{3} \times r^3 \cdot \pi = \frac{d^3 \times \pi}{6}$
7. Pyramide Abb. 23	Oberfläche = Grundfläche und Summe der Seitendreiecke Inhalt $= \frac{a \times b \times h}{3}$ h_a und h_b = Flächenhöhen L = Kantenlängen
8. Pyramidenstumpf Abb. 24	Rauminhalt $= \frac{h}{3} \times (\mathfrak{F} + \mathfrak{f} + \sqrt{\mathfrak{F}\mathfrak{f}})$ $\mathfrak{F}$ und $\mathfrak{f}$ sind die Grundflächen In der Praxis gebrauchte (annähernde Formel) $= h \times \frac{\mathfrak{F} + \mathfrak{f}}{2}$
9. Ponton Abb. 25 Das Ponton hat im Gegensatz zum Pyramidenstumpf verschieden geneigte Seitenflächen, die Grundflächen sind nicht ähnlich	Rauminhalt $= \frac{h}{6} \times (2ab + ad + bc + 2cd)$
10. Kegel Abb. 26	Mantelfläche $= 2r \times \pi = d \times \pi$ oder $\frac{d \times \pi \times S}{2}$ Rauminhalt $= \frac{\mathfrak{F} \times h}{3} = \frac{d^2}{12} \times \pi \times h$
11. Kegelstumpf Abb. 27	Mantelfläche $= \pi \times s\,(R + r)$ oder $\frac{\pi \times s\,(D + d)}{2}$ Rauminhalt $= (Rr + R^2 + r^2) \times \frac{\pi \times h}{3}$ oder $(Dd + D^2 + d^2) \times \frac{\pi \times h}{12}$ D und d sind die Durchmesser der Grundkreise $\beta = D \times 180 : S$

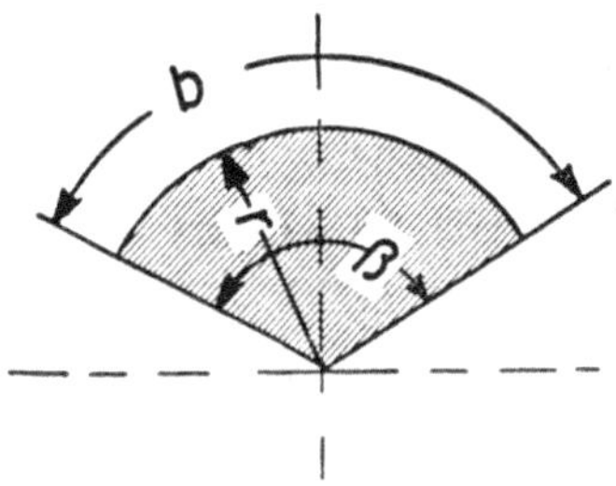

Kreisausschnitt
Abb. 12

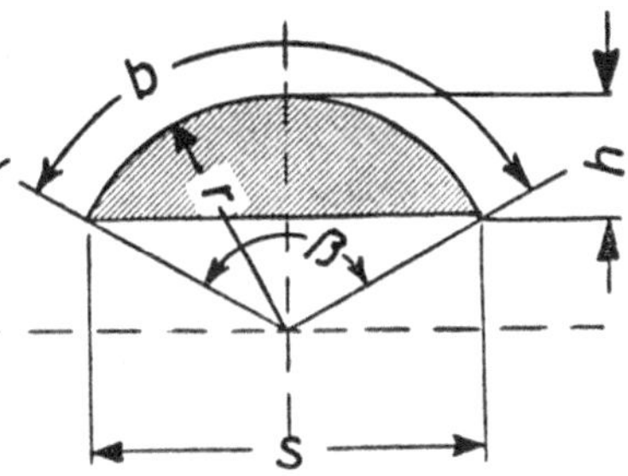

Kreisabschnitt
Abb. 13

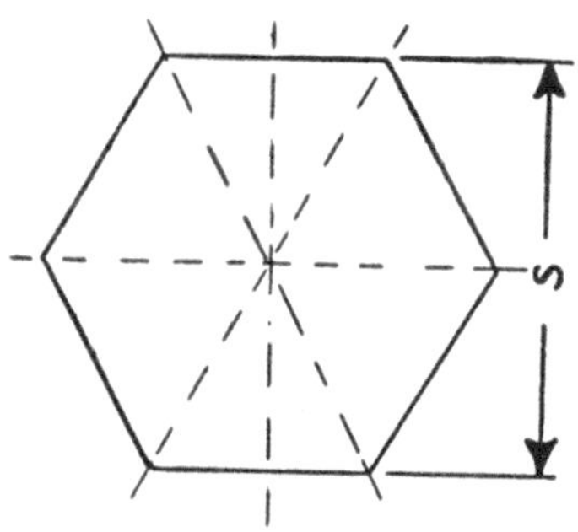

Sechseck
Abb. 14

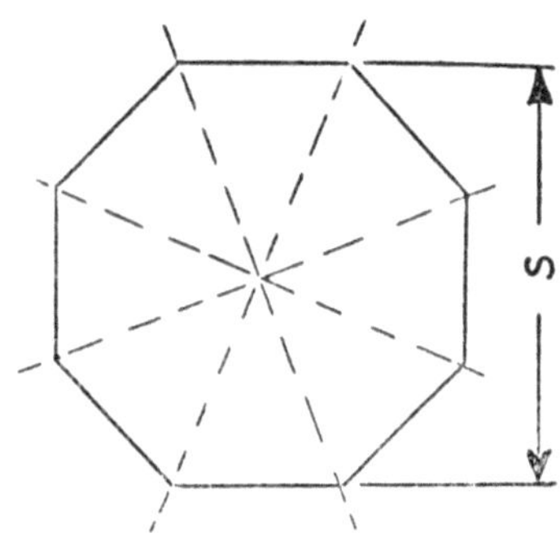

Achteck
Abb. 15

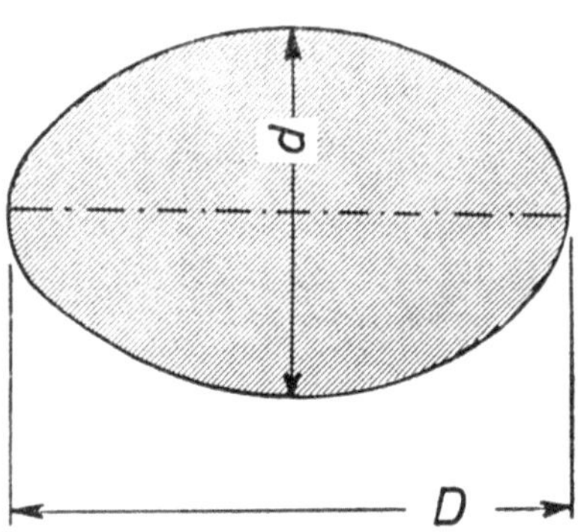

Ellipse
Abb. 16

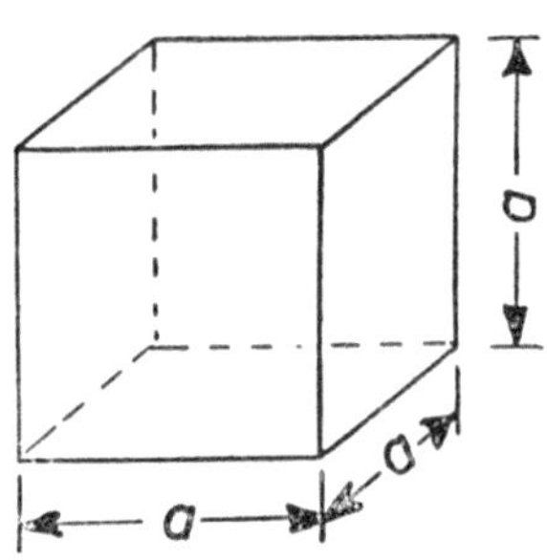

Würfel
Abb. 17

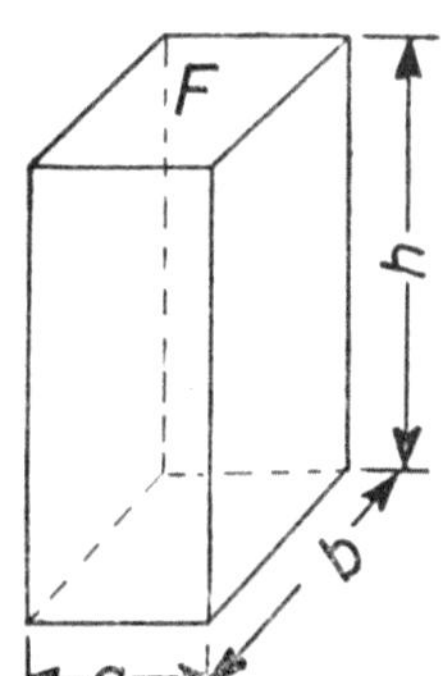

Prisma
Abb. 18

6. Tabellen für Metalle und Legierungen

a) Flachstahl

1 lfd. m in Kilogramm

Breite und Stärke	Gewicht	Breite und Stärke	Gewicht	Breite und Stärke	Gewicht
40 × 5	1,560	20 × 12	1,870	16 × 2,5	0,312
40 × 4	1,248	20 × 11	1,714	15 × 5	0,584
35 × 15	4,095	20 × 10	1,558	15 × 4	0,467
35 × 5	1,400	20 × 9	1,402	15 × 3	0,351
35 × 3	1,170	20 × 8	1,246	15 × 2,5	0,293
30 × 20	4,680	20 × 7	1,091	15 × 2	0,234
30 × 15	3,506	20 × 6	0,935	15 × 1,5	0,176
30 × 12	2,808	20 × 5	0,789	14 × 5	0,546
30 × 5	0,819	20 × 4	0,623	14 × 4,5	0,491
30 × 3	0,702	20 × 3	0,467	14 × 4	0,437
30 × 2,5	0,590	20 × 2,5	0,390	14 × 3,5	0,382
30 × 2	0,467	20 × 2	0,312	14 × 3	0,328
26 × 13	2,637	18 × 12	1,685	14 × 2	0,218
25 × 15	2,921	18 × 10	1,402	13 × 3	0,304
25 × 12	2,337	18 × 9	1,246	13 × 2,5	0,254
25 × 10	1,948	18 × 8	1,123	13 × 2	0,203
25 × 6	1,170	18 × 6	0,843	12 × 5	0,468
25 × 5	0,974	18 × 4	0,562	12 × 4	0,374
25 × 4	0,779	18 × 3	0,421	12 × 3	0,281
25 × 3	0,585	18 × 2	0,281	12 × 2,5	0,234
25 × 2,5	0,488	17 × 7	0,928	12 × 2	0,187
25 × 2	0,390	17 × 2	0,265	11 × 4,5	0,386
25 × 1,75	0,340	16 × 10	1,264	10 × 5	0,390
24 × 8	1,487	16 × 8	0,998	10 × 3	0,234
23 × 12	2,153	16 × 6	0,749	10 × 2	0,156
23 × 10	1,792	13 × 7	0,709	9 × 3,5	0,246
22 × 11	1,888	16 × 4	0,499	8 × 3	0,187
22 × 2	0,343	16 × 3,5	0,437	8 × 2	0,124
20 × 15	2,337	16 × 3	0,374		

b) Vierkantstahl

Gewichte errechnet man Breite × Höhe × Länge × 7,85 (spezifisches Gewicht)

c) Profilstahl (Bügelstahl ⌓)

per lfd. m in Kilogramm

Breite und Stärke	kg	Breite und Stärke	kg	Breite und Stärke	kg
8,8 × 2	0,105	12 × 3	0,215	14 × 3,5	0,315
9,8 × 2,6	0,150	12,5 × 3,5	0,285	14 × 4,25	0,400
9 × 3	0,165	13 × 3	0,240	15 × 4	0,400
10,8 × 3	0,195	14 × 2	0,175	15 × 5,3	0,500
12 × 2	0,145	14 × 3	0,255	17 × 4	0,420
12 × 2,5	0,180	14 × 3,2	0,300	18 × 5,5	0,585

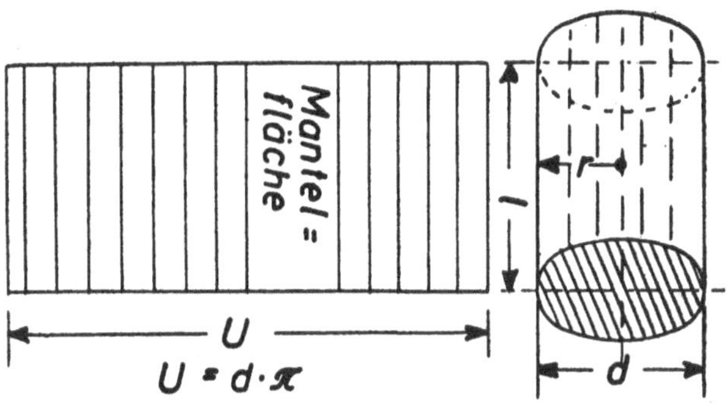

Zylinder
Abb. 19

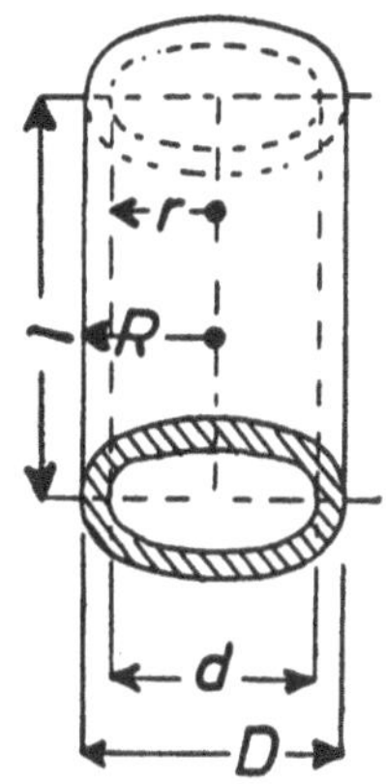

Hohlzylinder
Abb. 20

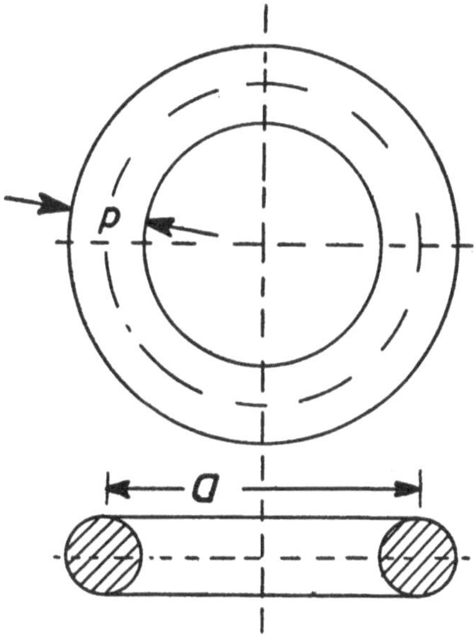

Zylindrischer Ring
Abb. 21

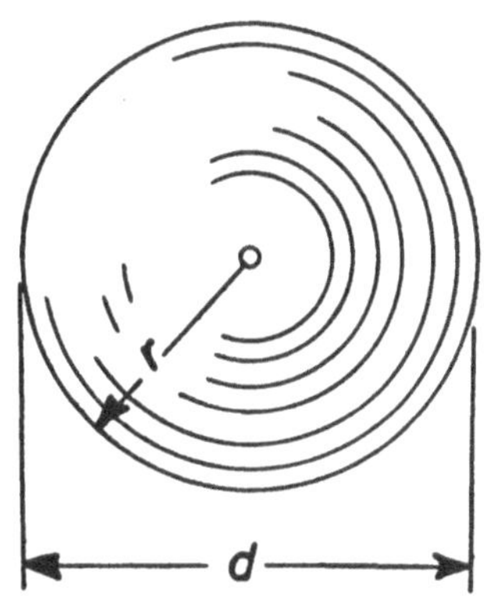

Kugel
Abb. 22

d) Profilstahl, oval ○

per lfd. m in Kilogramm

13 × 3,6 = 0,295 15 × 4 = 0,395

e) Rundstahl

(Atlasstahl für Schrauben u. Bolzen)
per lfd. m in Kilogramm

Durchmesser Ø mm	kg
3	0,054
3,5	0,074
4	0,096
4,5	0,112
5	0,155
5,5	0,182
6	0,223
6,5	0,254
7	0,303
8	0,396
9	0,501
10	0,616
11	0,749
12	0,891
13	1,046
14	1,213
15	1,378
16	1,568
17	1,770
18	1,985
19	2,212
20	2,450

f) Silberstahl Ø

per lfd. m in Kilogramm

Durchmesser Ø mm	kg
0,5	0,0015
1	0,006
1,5	0,014
2	0,024
2,5	0,038
3	0,054
3,5	0,074
4	0,096
4,5	0,122
5	0,153
5,5	0,182
6	0,221
7	0,300
8	0,392
9	0,496
10	0,603
11	0,741
12	0,882
13	1,035
14	1,201
15	1,378
16	1,568
17	1,770
18	1,980
19	2,206
20	2,444
21	2,695
22	2,957
23	3,232
24	3,520
25	3,819
26	4,131
27	4,455
28	4,791
29	5,139
30	5,499

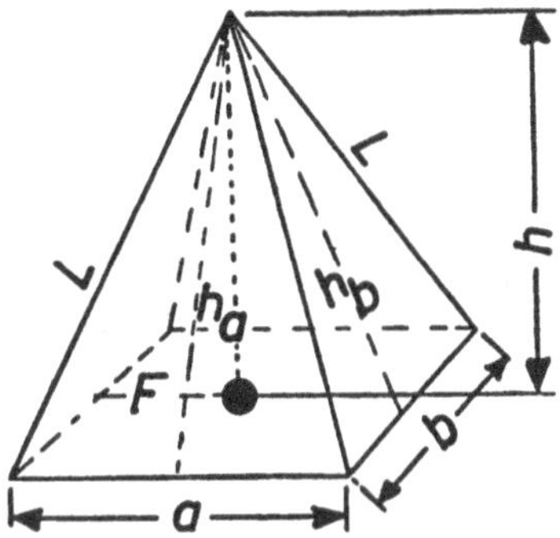

Pyramide
Abb. 23

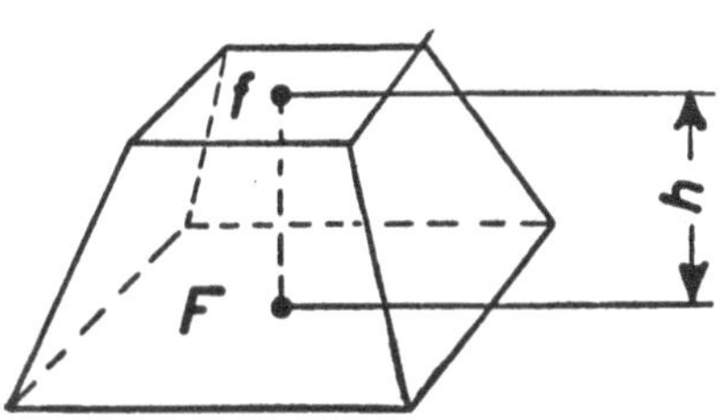

Pyramidenstumpf
Abb. 24

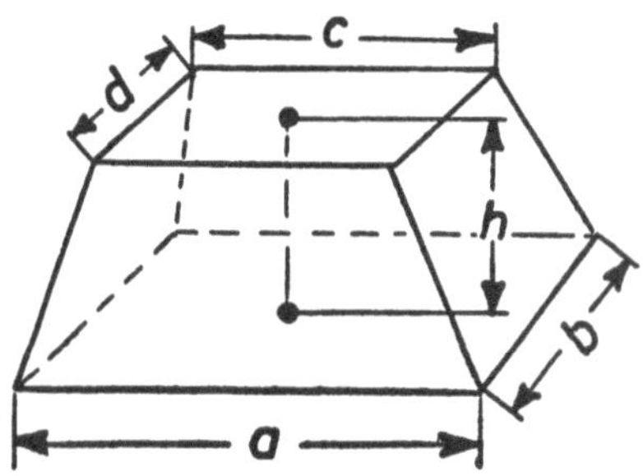

Ponton
Abb. 25

g) Eisenblech, schwarz oder verzinkt

pro Quadratmeter in Kilogramm

Stärke mm . .	0,5	0,75	1,0	1,25	1,5	2,0	2,5	3,0
Gewicht kg . .	4,250	6,350	8,750	10,600	12,500	17,500	21,250	25,000

h) Stahlblech, schwarz

pro Quadratmeter in Kilogramm

Stärke mm	0,5	0,8	1,0	1,2	1,25	1,4	1,5
Gewicht kg	4,270	5,938	7,500	9,687	10,417	11,042	11,354

Stärke mm	1,6	1,75	1,8	2,0	2,5	2,75	3,0
Gewicht kg	11,979	13,542	14,063	15,625	19,687	21,250	22,916

i) Nichtrostendes Stahlblech, V 2a, blankgewalzt

pro Quadratmeter in Kilogramm

Stärke mm	0,5	0,6	0,7	0,8	0,9	1,0
Gewicht kg	3,900	4,700	5,500	6,300	7,000	7,800

Stärke mm	1,1	1,25	1,35	1,5	1,75	2,0
Gewicht kg	8,600	9,800	10,500	11,700	13,700	15,600

k) Reinaluminiumblech

pro Quadratmeter in Kilogramm

Stärke mm	0,1	0,15	0,2	0,25	0,3	0,35	0,4
Gewicht kg	0,273	0,410	0,546	0,683	0,819	0,956	1,092

Stärke mm	0,45	0,5	0,6	0,7	0,8	0,9	1,0
Gewicht kg	1,229	1,365	1,638	1,911	2,184	2,457	2,730

Stärke mm	1,25	1,5	1,75	2,0	2,5	3,0	3,5
Gewicht kg	3,413	4,095	4,778	5,460	6,825	8,190	9,555

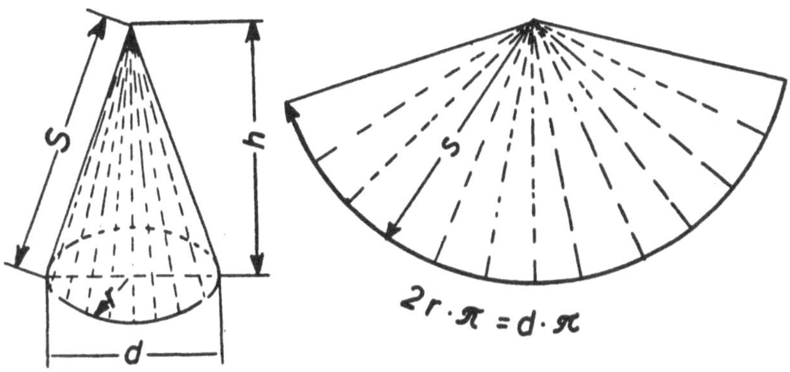

Kegel
Abb. 26

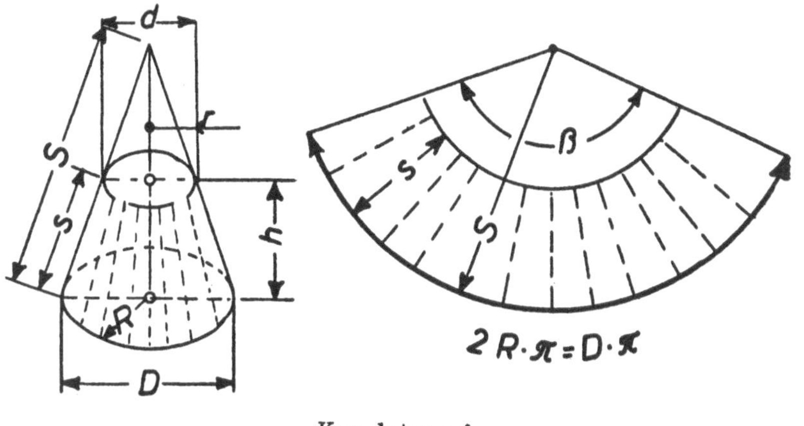

Kegelstumpf
Abb. 27

l) Duralumin (Original-Dürener Material)

per Quadratmeter in Kilogramm

Stärke mm	0,8	1,0	1,25	1,5	1,75	2,0	2,25
Gewicht kg	2,300	2,800	3,500	4,200	4,900	5,600	6,300

Stärke mm	2,5	3,0	—	—	—	—	—
Gewicht kg	7,000	8,400	—	—	—	—	—

m) Durana (Original-Dürener Material)

per Quadratmeter in Kilogramm

Stärke mm	0,8	1,0	1,1	1,25	1,35	1,5	1,75
Gewicht kg	6,700	8,400	9,200	10,500	11,500	12,600	14,700

Stärke mm	2,0	2,25	2,5	—	—	—	—
Gewicht kg	16,800	18,900	21,000	—	—	—	—

n) Neusilberblech

per Quadratmeter in Kilogramm

Stärke mm	1,0	1,25	1,5	1,75	2,0	—	—
Gewicht kg	8,200	10,600	12,800	14,500	16,500	—	—

o) Messingblech

pro Quadratmeter in Kilogramm

Stärke mm	0,1	0,15	0,2	0,25	0,3	0,35	0,4
Gewicht kg	0,850	1,275	1,700	2,125	2,550	2,975	3,400

Stärke mm	0,45	0,5	0,6	0,7	0,8	0,9	1,0
Gewicht kg	3,825	4,250	5,100	5,950	6,800	7,650	8,500

Stärke mm	1,25	1,5	1,75	2,0	2,5	3,0	3,5
Gewicht kg	10,625	12,750	14,875	17,000	21,250	25,500	29,750

p. Kupferblech

pro Quadratmeter in Kilogramm

Stärke mm	0,1	0,15	0,2	0,25	0,3	0,35	0,4
Gewicht kg	0,890	1,335	1,780	2,225	2,670	3,115	3,560

Stärke mm	0,45	0,5	0,6	0,7	0,8	0,9	1,0
Gewicht kg	4,005	4,450	5,340	6,230	7,120	8,010	8,900

Stärke mm	1,25	1,5	1,75	2,0	2,5	3,0	3,5
Gewicht kg	11,125	13,350	15,575	17,800	22,250	26,700	31,150

q) Messingstangen und Drähte

pro Meter in Kilogramm

Durchmesser in mm	∅	□	⬭
1	0,007	0,009	—
1,5	0,015	0,019	—
2	0,027	0,034	—
2,5	0,042	0,053	—
3	0,060	0,077	0,066
3,5	0,082	0,104	0,090
4	0,107	0,136	0,118
4,5	0,135	0,172	0,149
5	0,167	0,213	0,184
6	0,240	0,306	0,265
7	0,327	0,417	0,360
8	0,427	0,544	0,471
9	0,541	0,689	0,596
10	0,668	0,850	0,736
11	0,808	1,029	0,890
12	0,961	1,224	1,059
13	1,128	1,437	1,243
14	1,308	1,666	1,442
15	1,502	1,913	1,655
16	1,709	2,176	1,883
17	1,929	2,457	2,126
18	2,163	2,754	2,384
19	2,410	3,069	2,656

r) Kupferstangen und Drähte

pro Meter in Kilogramm

Durchmesser in mm	∅	□	⬭
1	0,007	0,009	—
1,5	0,016	0,020	—
2	0,028	0,036	—
2,5	0,044	0,056	—
3	0,063	0,080	0,069
3,5	0,086	0,109	0,094
4	0,112	0,142	0,123
4,5	0,142	0,180	0,156
5	0,175	0,223	0,193
6	0,252	0,320	0,277
7	0,343	0,436	0,377
8	0,447	0,570	0,493
9	0,566	0,721	0,624
10	0,699	0,890	0,770
11	0,846	1,077	0,932
12	1,007	1,282	1,109
13	1,181	1,504	1,302
14	1,370	1,744	1,510
15	1,573	2,003	1,733
16	1,789	2,278	1,972
17	2,020	2,572	2,226
18	2,265	2,884	2,496
19	2,523	3,213	2,781

q) Messingstangen und Drähte pro Meter in Kilogramm

Durchmesser in mm	⌀	□	⬭
20	2,670	3,400	2,943
21	2,944	3,749	3,244
22	3,231	4,114	3,561
23	3,532	4,497	3,892
24	3,845	4,896	4,237
25	4,172	5,313	4,589
26	4,513	5,746	4,973
27	4,867	6,197	5,363
28	5,234	6,664	5,768
29	5,614	7,149	6,187
30	6,008	7,650	6,621
31	6,416	8,169	7,070
32	6,836	8,704	7,533
33	7,270	9,257	8,012
34	7,717	9,826	8,504
35	8,178	10,413	9,012
36	8,652	11,016	9,534
37	9,139	11,637	10,071
38	9,640	12,274	10,623
39	10,154	12,929	11,190
40	10,681	13,600	11,771
41	11,222	14,289	12,367
42	11,776	14,994	12,977
43	12,344	15,717	13,603
44	12,925	16,456	14,243
45	13,519	17,213	14,897
46	14.126	17,986	15,567
47	14,747	18,777	16,251
48	15,381	19,584	16,950
49	16,029	20,409	17,664
50	16,690	21,250	18,392
55	20,195	25,713	22,254
60	24,033	30,600	26,484
65	28,206	35,913	31,082
70	32,712	41,650	36,048
75	37,552	47,813	41,382
80	42,726	54,400	47,083
85	48,233	61,413	53,153
90	54,075	68,850	59,590
95	60,250	76,713	66,395
100	66,759	85,000	73,568

r) Kupferstangen und Drähte pro Meter in Kilogramm

Durchmesser in mm	⌀	□	⬭
20	2,796	3,560	3,081
21	3,083	3,925	3,397
22	3,383	4,308	3,728
23	3,698	4,708	4,075
24	4,026	5,126	4,437
25	4,369	5,563	4,814
26	4,725	6,016	5,207
27	5,096	6,488	5,615
28	5,480	6,978	6,039
29	5,879	7,485	6,478
30	6,291	8,010	6,933
31	6,717	8,553	7,403
32	7,158	9,114	7,888
33	7,612	9,692	8,389
34	8,080	10,288	8,905
35	8,563	10,903	9,436
36	9,059	11,534	9,983
37	9,569	12,184	10,545
38	10,094	12,852	11,123
39	10,632	13,537	11,716
40	11,184	14,240	12,325
41	11,750	14,961	12,949
42	12,330	15,700	13,588
43	12,925	16,456	14,243
44	13,533	17,230	14,913
45	14,155	18,023	15,598
46	14,971	18,832	16,299
47	15,441	19,690	17,016
48	16,105	20,506	17,748
49	16,783	21,369	18,495
50	17,475	22,250	19,257
55	21,145	26,923	23,301
60	25,164	32,040	27,731
65	29,533	37,603	32,545
70	34,251	43,610	37,744
75	39,319	50,063	43,329
80	44,736	56,960	49,299
85	50,503	64,303	55,654
90	56,619	72,090	62,394
95	63,085	80,323	69,519
100	69,900	89,000	77,030

s) Messingdrähte

1 mm Durchmesser und schwächer

Durchmesser in mm .	0,10	0,20	0,30	0,40	0,50	0,60	0,70	0,80	0,90	1,00
per 1000 m in kg . .	0,068	0,268	0,598	1,065	1,668	2,400	3,270	4,275	5,400	6,650

t) Flachmessing und Messingbänder

pro Meter in Kilogramm

Breite in mm	Stärke in mm										
	1	1,5	2	2,5	3	4	5	6	7	8	10
1	0,009	0,013	0,017	0,021	0,026	0,034	0,043	0,051	0,060	0,068	0,085
2	0,017	0,026	0,034	0,043	0,051	0,068	0,085	0,102	0,119	0,136	0,170
3	0,026	0,038	0,051	0,064	0,077	0,102	0,128	0,153	0,179	0,204	0,255
4	0,034	0,051	0,068	0,085	0,102	0,136	0,170	0,204	0,238	0,272	0,340
5	0,043	0,064	0,085	0,106	0,128	0,170	0,213	0,255	0,298	0,340	0,425
6	0,051	0,077	0,102	0,128	0,153	0,204	0,255	0,306	0,357	0,408	0,510
7	0,060	0,089	0,119	0,149	0,179	0,238	0,298	0,357	0,417	0,476	0,595
8	0,068	0,102	0,136	0,170	0,204	0,272	0,340	0,408	0,476	0,544	0,680
9	0,077	0,115	0,153	0,191	0,230	0,306	0,383	0,459	0,536	0,612	0,765
10	0,085	0,128	0,170	0,213	0,255	0,340	0,425	0,510	0,595	0,680	0,850
11	0,094	0,140	0,187	0,234	0,281	0,374	0,468	0,561	0,655	0,748	0,935
12	0,102	0,153	0,204	0,255	0,306	0,408	0,510	0,612	0,714	0,816	1,020
13	0,111	0,166	0,221	0,276	0,332	0,442	0,553	0,663	0,774	0,884	1,105
14	0,119	0,179	0,238	0,298	0,357	0,476	0,595	0,714	0,833	0,952	1,190
15	0,128	0,191	0,255	0,319	0,383	0,510	0,638	0,765	0,893	1,020	1,275
16	0,136	0,204	0,272	0,340	0,408	0,544	0,680	0,816	0,952	1,088	1,360
17	0,145	0,217	0,289	0,361	0,434	0,578	0,723	0,867	1,012	1,156	1,445
18	0,153	0,230	0,306	0,383	0,459	0,612	0,765	0,918	1,071	1,224	1,530
19	0,162	0,242	0,323	0,404	0,485	0,646	0,808	0,969	1,131	1,292	1,615
20	0,170	0,255	0,340	0,425	0,510	0,680	0,850	1,020	1,190	1,360	1,700
25	0,213	0,319	0,425	0,531	0,638	0,850	1,063	1,275	1,488	1,700	2,125
30	0,255	0,383	0,510	0,638	0,765	1,020	1,275	1,530	1,785	2,040	2,550
35	0,298	0,446	0,595	0,744	0,893	1,190	1,488	1,785	2,083	2,380	2,975
40	0,340	0,510	0,680	0,850	1,020	1,360	1,700	2,040	2,380	2,720	3,400
45	0,383	0,574	0,765	0,956	1,148	1,530	1,913	2,295	2,678	3,060	3,825
50	0,425	0,638	0,850	1,063	1,275	1,700	2,125	2,550	2,975	3,400	4,250
60	0,510	0.765	1,020	1,275	1,530	2,040	2,550	3,060	3,570	4,080	5,100
70	0,595	0,893	1,190	1,488	1,785	2,380	2,975	3,570	4,165	4,760	5,950
80	0,680	1,020	1,360	1,700	2,040	2,720	3,400	4,080	4,760	5,440	6,800
90	0,765	1,148	1,530	1,913	2,295	3,060	3,825	4,590	5,355	6,120	7,650
100	0,850	1,275	1,700	2,125	2,550	3,400	4,250	5,100	5,950	6,800	8,500

7. Kurzzeichen der Einheiten nach DIN 1801

Zeichen	Bedeutung
m	Meter
km	Kilometer
dm	Dezimeter
cm	Zentimeter
mm	Millimeter
μ	Mikron = 0,001 mm
a	Ar
ha	Hektar
m^2	Quadratmeter
km^2	Quadratkilometer
dm^2	Quadratdezimeter
cm^2	Quadratzentimeter
mm^2	Quadratmillimeter
l	Liter
hl	Hektoliter = 100 l
dl	Deziliter = 0,1 l
cl	Zentiliter = 0,01 l
ml	Milliliter = 0,001 l
m^3	Kubikmeter
dm^3	Kubikdezimeter
cm^3	Kubikzentimeter
mm^3	Kubikmillimeter
t	Tonne
g	Gramm
kg	Kilogramm
mg	Milligramm
p	Pond
kp	Kilopond
mp	Millipond

Zeichen	Bedeutung
h	Stunde
m	Minute
min	Minute alleinstehend
s	Sekunde
cal	Grammkalorie
kcal	Kilokalorie
h m s	$3^h\ 16^m\ 15^s$
A	Ampere (Stromstärke)
V	Volt (Spannung)
Ω	Ohm (Widerstand)
MΩ	Megohm (1 Million Ω)
C	Coulomb: 1 C = As (Elektrizitätsmenge)
S	Siemens (Leitwert)
J	Joule (Arbeit)
W	Watt (Leistung)
MW	Megawatt (1 Million W)
F	Farad (Kapazität)
H	Henry (Induktivität)
mA	Milliampere = 0,001 A
kW	Kilowatt = 1000 W
μF	Mikrofarad = 10^{-6} F
kVA	Kilovoltampere
Ah	Amperestunde
kWh	Kilowattstunde
/mh	Lunsenstunde (Lichtmenge)
Hz	Hertz (Wellenzahl)

Deka (D)	= 10facher	Wert
Hekto (h)	= 100facher	Wert
Kilo (k)	= 1000facher	Wert
Mega (M)	= 1 000 000facher	Wert
Giga (G)	= 1 000 000 000facher	Wert
Tera (T)	= 1 000 000 000 000facher	Wert
Dezi (d)	= zehnter	Teil
Zenti (c)	= hundertster	Teil
Milli (m)	= tausendster	Teil
Mikro (μ)	= millionster	Teil
Nano (n)	= milliardster	Teil
Pico (p)	= billionster	Teil

8. Mathematische Zeichen nach DIN 1302

Zeichen	Bedeutung	Zeichen	Bedeutung
1. 1)	erstens	$\sqrt{\ }$ $\sqrt{\ }$	Wurzelzeichen
%, v.H.	vom Hundert, Prozent	∂	Differenzial
‰, v.T.	vom Tausend, Promille	Σ	Summe von: Grenzbezeichnungen sind unter und über das Zeichen zu setzen
/	in 1, für 1, auf 1, je	$\parallel$	parallel
(), []	Klammer	$\#$	parallel und gleich
, ·	Dezimalzahlen Komma unten oder Punkt oben	$\perp$	rechtwinklig zu
$+$	plus, und	$\triangle$	Dreieck
$-$	minus, weniger	$\cong$	kongruent
$\cdot$, $\times$	mal, multipliziert mit Der Punkt steht auf halber Zeilenhöhe	$\sim$	ähnlich, proportional
: / —	geteilt durch	$\triangleq$	entspricht
$=$	gleich	$\sphericalangle$	Winkel
$\equiv$	identisch, gleich	$\overline{AB}$	Strecke AB
$\neq$	nicht gleich	$\overset{\frown}{AB}$	Bogen AB
$\approx$	nahezu gleich, rund etwa	. . . .	bis
$<$	kleiner als	$\uparrow\uparrow$	gleichsinnig parallel
$>$	größer als	$\uparrow\downarrow$	gegensinnig parallel
∞	unendlich	3^0	Winkel: Grad
		$2'$	Winkel: Min.
		$4''$	Winkel: Sek.

9. Die Papierformate nach DIN

Reihe A in Millimeter

4 A 0 =	1682 × 2378	
2 A 0 =	1189 × 1682	
A 0 =	841 × 1189	= Vierfachbogen
A 1 =	594 × 841	= Doppelbogen
A 2 =	420 × 594	= Bogen
A 3 =	297 × 420	= Halbbogen
A 4 =	210 × 297	= Viertelbogen
A 5 =	148 × 210	= Blatt
A 6 =	105 × 148	
A 7 =	74 × 105	
A 8 =	52 × 74	

Schrifttumsverzeichnis

Friedrich, W.: Tabellenbuch für das Metallgewerbe, Ausgabe A. Fachbuchverlag Leipzig (1957).

Püschel, Fritz: Werkstoffe im Orthopädiemechaniker- und Bandagisten-Handwerk. Technischer Verlag Herbert Cram, Berlin W 35 (1955).

Püschel, Fritz: Kosmetische und orthopädische Kunststofferzeugnisse. Technischer Verlag Herbert Cram, Berlin W 35 (1956).

Püschel, Fritz: Körperersatzstücke, die den körperlichen und beruflichen Bedürfnissen angepaßt sind. Verlag der Orthopädie-Technik, Wiesbaden, Bleichstr. 9. Heft 1/1956.

Püschel, Fritz: Methodisches Kalkulieren. Verlag der Orthopädie-Technik, Wiesbaden, Bleichstr. 9. Heft 11/1957.

Schmitt, F. A. und Dr. F.: Das Kalkulations-Universum. Erich Schmidt Verlag, Berlin-Bielefeld-München (1954).

Verlag moderne Industrie, München 2: Die Kosten-Fibel.

Sachregister

Anzeigen

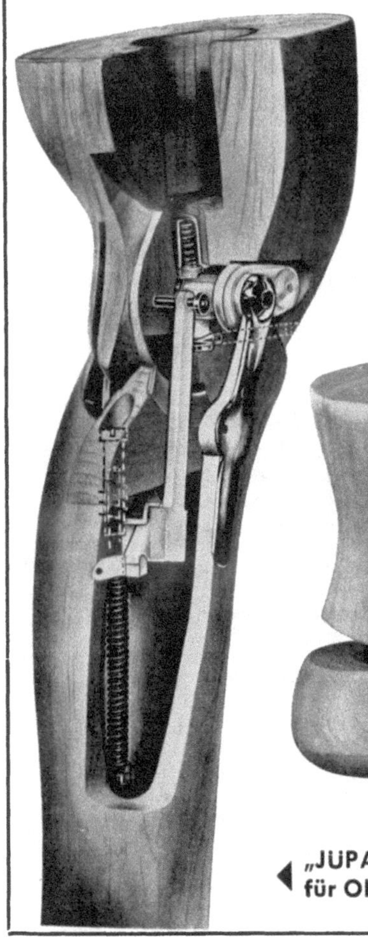

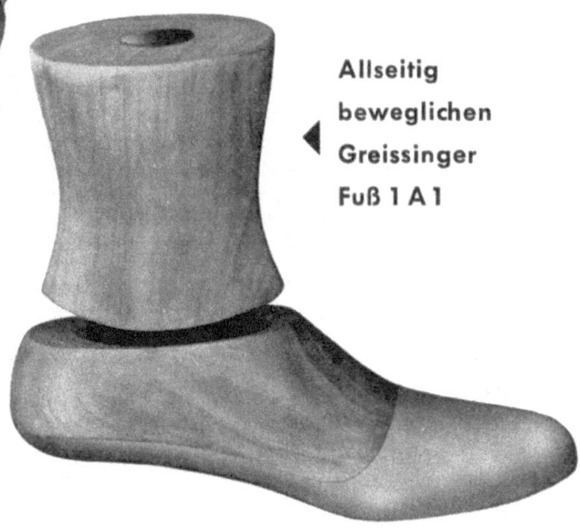

FSC
www.fsc.org
MIX
Papier | Fördert
gute Waldnutzung
FSC® C083411

Zeitfracht Medien GmbH
Ferdinand-Jühlke-Straße 7
99095 Erfurt, Deutschland
produktsicherheit@kolibri360.de